蜜蜂と蜂蜜の秘密を探る！

―蜂蜜と免疫―

竹 内　実

（京都産業大学生命科学部教授）

北隆館

まえがき

　この度、「蜜蜂と蜂蜜の秘密を探る！」という表題で本書を出版するに至りました。2019年末から新型コロナウィルス感染が世界に拡がり、現在2020年10月になりますが、いまだに収束していません。新型コロナ感染では、密集、密接、密閉のワードが使用され3密という言葉が一般化しました。これを意識して、本書のタイトルに蜜蜂、蜂蜜、秘密の3ワードの3みつ（2蜜と1密）を入れました。また、新型コロナ感染では抗原、抗体など免疫が重要なファクターで、免疫がキーワードとなっています。私の研究室では以前より免疫について研究をしてきました。そして約10年前から、蜂蜜の免疫作用について研究を重ねてきています。そこで、本書の副題として−蜂蜜と免疫−を入れました。蜂蜜の免疫作用に関しては、世界ではマヌカハニーなどで報告があります。しかし、日本ではこの分野に関しての報告は少なく、また蜂蜜の免疫に関する書籍はまだ出版されていないのが現状です。これは、日本国産蜂蜜の免疫分野についての研究が少ないためと思われます。そこで、先ずまだ報告がされていないアフリカ産蜂蜜について研究を行いました。また、日本各地から日本国産蜂蜜を手に入れ、その免疫作用について研究を行いました。さらに実際に学生たちと一緒に京都産業大学の私の研究室で蜜蜂を飼い養蜂をし、蜂蜜を採蜜して、得られた蜂蜜について科学してきました。蜜蜂と蜂蜜の秘密を探った結果、これらの研究成績が集積しましたので、今回、本書を出版することになりました。天然成分である蜂蜜には、まだ解っていない多くの秘密があると思います。そこで、その秘密の一つとして、免疫作用について研究室で科学してきました。本書は研究室で実験を行い得られた科学的なエビデンスをもとに蜂蜜の免疫作用について、わかりやすくまとめて記述した書籍です。蜂蜜だけでなく、最初に蜜蜂についても触れています。新型コロナ感染が収束していない3密の時代、自粛で自宅に閉じこもる時間が長く続いています。ぜひ部屋の**換気**と心の**換気**に注意**喚起**して、**密集**、**密接**、**密閉**の3密を壇蜜ではなく**断密**と**避密**にして、「**蜜蜂と蜂蜜の秘密を探る！**」を暇つぶしに読んで頂ければ幸いです。全部で**10みつ**になりますが、**避密**にして**蜜蜂**が**花蜜**から集めた**蜂蜜**を食べながら本書を読んで頂き、**蜂蜜の秘密**である抗菌作用と免疫作用が新型コロナ感染の予防に役立てば幸いです。

2020年10月吉日

著者

目　次

1. 蜜蜂と蜂蜜

■ 1.1　はじめに

「蜜蜂と蜂蜜の秘密を探る！」ということで、3 みつになるのですけれど、秘密の密だけが違いますが、蜂蜜と免疫についてのお話です。本書は第 1 部が蜜蜂と蜂蜜、第 2 部がアフリカ産蜂蜜と免疫作用、第 3 部が日本国産蜂蜜と免疫作用の 3 部構成になっています。

　最初に、私の研究室では喫煙と天然成分の 2 つの研究をしています。天然成分として、蜂蜜の免疫作用について研究しています。タバコ喫煙が免疫に影響を及ぼして、免疫機能が低下し、COPD（慢性閉塞性肺疾患）、肺癌などの肺疾患が発症すると考えられます。そこで天然成分で免疫機能を回復して、病気の発症を予防できないかと天然成分に着目したわけです。天然成分が免疫に影響を及ぼして、癌の発症を抑える、あるいは癌の治療に補完できないか、そして天然成分自身が免疫機能にどのような作用があるのかを研究しています。

　天然成分にはいろいろな物質があるのですが、今まで菌体成分やキノコの抽出液などの研究をしていました。特に、アガリクス茸の抽出液（仙生露）に免疫作用があることを報告しています。最近は蜂蜜に着目し、蜂蜜についての免疫作用、免疫を介した抗癌作用などに着目して研究しています。喫煙によって免疫機能が低下するので、この低下した免疫機能を蜂蜜が回復できないかについても、喫煙と天然成分、特に蜂蜜について研究を行っています。喫煙と癌と免疫は密接に関わりあって、ネットワークを形成しています。そして天然成分である蜂蜜もこのネットワークに関係しており、特に免疫に影響を及ぼしています（図 1）。喫煙による免疫、発癌については北隆館から「喫煙を科学する」を出版していますので、読んで頂くと幸いです。今回は天然成分である蜂蜜の免疫への影響についてのお話です。

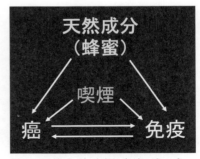

図 1. 天然成分、喫煙、免疫、癌のネットワーク

■ 1.2　蜜蜂

　まずは蜜蜂の話です。図2は、私の研究室で飼育している西洋蜜蜂たちです。働き蜂とピンク色の印をつけた蜂が女王蜂です。蜂の社会は、雌の社会ですからこの働き蜂はすべて雌。そして真ん中にいるのが女王蜂で、すこし大きいです。

　蜜蜂は女王蜂を頂点に、あとは働き蜂です。雄蜂もいるのですが、雄蜂はほとんど働きません。雄蜂は何のためにいるのかといったら、生殖のためです。女王蜂と交尾することで女王蜂が卵を産むようになります。雌蜂は、働き蜂ですので卵を産むことはありません。卵を産むのは女王蜂だけです。

　図2で示すように、女王蜂の翅は切ってあります。理由は女王蜂が巣から外に飛んで出て行くのを防ぐためです。その時に働き蜂を連れて外に出て行くので、巣箱の中の蜂が一気に減少してしまいます。このようなことを分蜂といいます。時々ニュースになっていますが、信号機に蜜蜂がたくさん集まって、信号が見えない状態になっていることがあります。それは養蜂（蜜蜂を飼育すること）されていた蜜蜂の女王蜂が、働き蜂を連れて外に出て行き、分蜂してしまったためです。一つの蜂の集団がごそっと外に出て、電信柱や木に塊を作っている時、その塊の中心には必ず女王蜂がいます。女王蜂を守るために働き蜂が回りを囲んでいます。そして大きな群となっています。

　養蜂をする際、女王蜂に蛍光ペンで印をつけておくのは、内検（一週間に1回、蜜蜂の巣の様子を観察する）の時に女王蜂を見つけやすいためです。この

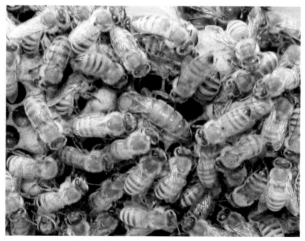

図2.　働き蜂と女王蜂（ピンク印）

女王蜂が死んでしまうと卵を産まないので、その養蜂箱からは新しい蜜蜂は生まれません。生き残っている働き蜂の外勤蜂だけが外に行って、蜜を集めてくるのですが、この働き蜂の寿命は 1 か月くらいです。それに比べて女王蜂は 2 年くらい生きると言われています。この点については、また後で説明します。

■ 1.3　蜜蜂の種類

蜜蜂は昆虫なので、頭部、胸部、腹部と 3 つに分かれていて足が 6 本あり、翅は 4 枚です。昆虫でも翅が 2 枚のものもいます。ハエは後翅の小さい翅が退化して 2 枚になっていますが元々は 4 枚です。次に蜜蜂の種類について説明します。

蜜蜂の種類は、表 1 で示すように世界で 9 種類です。セイヨウミツバチ、これが一般的に養蜂で使われています。その他に、ヒマラヤオオミツバチはヒマラヤ、サバミツバチ、キナバルミツバチは東南アジア、マレー半島に生息する蜂です。それからトウヨウミツバチ、これがいわゆる日本蜜蜂になります。日本蜜蜂は在来種で日本に元々いる蜜蜂です。日本蜜蜂は若干黒く、西洋蜜蜂の方が黄土色、茶色です。日本では西洋蜜蜂を使用した養蜂が多く、日本の在来種の日本蜜蜂による養蜂は少ないです。

表 1.　蜜蜂の種類

- クロコミツバチ (Apis andreniformis Smith)
- コミツバチ (Apis florea Fabricius)
- オオミツバチ (Apis dorsata Fabricius)
- セイヨウミツバチ (Apis mellifera Linnaeus)
- サバミツバチ (Apis koschevnikovi Buttel - Reepen)
- ヒマラヤオオミツバチ (Apis laboriosa Smith)
- クロオビミツバチ (Apis nigrocincta F. Smith)
- トウヨウミツバチ (Apis cerana Fabricius)
- キナバルヤマミツバチ (Apis nuluensis Tingek, Koeniger & Koeniger)

■ 1.4　蜜胃、毒腺、蝋腺

蜜蜂を解剖してみると食道があって舌が出ています。図 3 のように胃の前に蜜胃があり、花の蜜をここでいったん溜めます。蜜胃に花の蜜が溜まると、

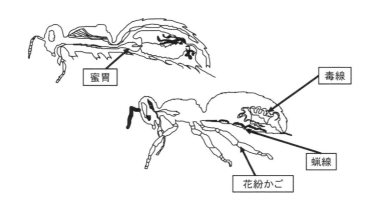

蜂毒 (bee venom) の成分：プロテアーゼ等の酵素類、キニン等のペプチド類、ヒスタミン等のアミン類を含む

図3．蜜胃、毒腺、蝋線

巣に戻ってくるのが蜜蜂の習性です。それ以外に蜜蜂には毒腺があり、蜂毒を作る器官があって、ここから針が出て刺します。蜂毒の成分は図3に示しました。それから蝋腺があり、蝋を作る器官をもっています。蝋で蜂の巣を作っています。蜂の巣に熱をかけると溶けて蜜蝋になります。そしてもう一つ、後ろ足のところに籠をもっていて、花粉籠といいます。蜜蜂が花で受粉をした時に花粉が付きます。

■ 1.5　アレルギーの発症機構

　蜂に刺されてアナフィラキシー（アレルギー）が起こることがあります。これは蜂毒によるアレルギーで、一般的には図4（p.9参照）のような機構により引き起こされます。

　蜂毒がアレルゲンとなり蜂毒に対する IgE 抗体が生体で作られ、出来た IgE 抗体は肥満細胞という細胞に結合し準備状態ができます。その後もう一度、蜂に刺されると蜂毒が肥満細胞上の抗体に結合します。その後、肥満細胞から脱顆粒が起こり、顆粒内に含まれるヒスタミンが放出されアレルギー症状が生じます。また蜂の毒はキニン、ホスホリパーゼ、ヒスタミンなどを含んでいます。蜂に刺されてアナフィラキシーが起こるのは、このヒスタミンが生体内で大量に放出され、ヒスタミンによってアレルギー症状が引き起こされて、アナフィラキシーショックが起こったり、腫れたりするためです。

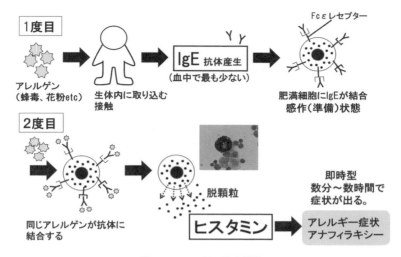

図 4.　アレルギー発症機構

1.6　蜜蜂の針

　図 5 は蜜蜂の針の電子顕微鏡写真です。この針は逆棘（かえり）と呼ばれるとげが付いているので、一旦刺さると刺さったままで抜けません。

　他の蜂は、逆棘が付いていないので何回でも刺せます。刺すのは雌蜂だけ

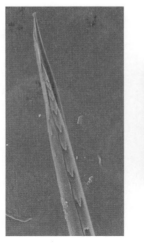

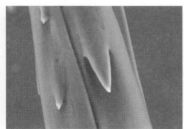

図 5.　蜜蜂の針

で、雄蜂は刺しません。雌蜂は女王蜂を守るために外敵を刺します。蜜蜂の場合は逆棘が付いていて、針を抜くと蜂の内臓ごと抜けてしまうので、蜂は死んでしまいます。蜜蜂は死んで女王蜂を守ります。蜂の一刺しというのは、蜜蜂が刺すことをいいます。

　ところが、アシナガ蜂やスズメ蜂は逆棘が付いていないので何回でも刺すことができます。そこが蜜蜂と違うところです。

■ 1.7　蜜蜂と家畜

　蜜蜂は家畜扱いになっています。家畜というのは人類社会に貢献する動物で主に産業動物をいいます。乳用牛は、牛乳を人間に与えてくれています。肉用牛、豚は肉です。鶏は鶏肉と卵です。いずれも人類社会に貢献しています。蜜蜂が家畜と言われる所以は、受粉（ポリネーション）により人類社会に貢献しているためです。

　イチゴは、ほとんど蜜蜂の受粉により作られています。ハウス栽培しているイチゴに蜜蜂を放し、蜜蜂が受粉することで出来たイチゴを人間が食べることになります。農家の方が、イチゴの花を1つ1つ受粉していたら、時間がかかり人手も要るので蜜蜂に働いてもらっています。メロンもそうですし、多くの果物が、この蜜蜂により受粉され、その結果、果実が出来て、それが人間に貢献するので、家畜扱いになります。

　家畜には家畜伝染病があります。家畜伝染予防法は、法律で決められた伝染病を予防する法律です。蜜蜂には腐蛆病（フソビョウ）という病気があります。腐蛆菌（フソキン）に感染して蜜蜂が死んでいくのですが、それが伝染すると、その周囲の蜜蜂が全部死んでしまいます。それを防ぐための法律です。

■ 1.8　蜜蜂の社会的貢献

　蜜蜂は受粉で社会貢献をしています。それ以外の蜜蜂の社会的貢献としては、蜂蜜、ロイヤルゼリー、プロポリス、花粉、蜜蝋といった、蜜蜂の生産物による貢献です。蜂毒と蜂の子は、蜜蜂自身による貢献です。蜂毒は病気の治療に使用されており、海外では慢性炎症性疾患などの炎症部位に生きた蜜蜂を使って、その患部に針を刺して治す治療があります。また蜂の子は栄

養源として、食べられています。このように蜜蜂は自分自身と蜜蜂の生産物
によって社会貢献をしています。

1.9　蜂蜜

　さて、本論の蜂蜜についてのお話です。蜂蜜が作られる過程には、まず蜜
源（花蜜）があって、蜜蜂がいて蜂蜜が出来るので、蜂蜜も漢字は違います
が3蜜になります。蜜蜂が植物の花の蜜腺から花蜜を吸い、蜜胃（蜜囊）に
蓄えて、この蜜胃がいっぱいになると蜜蜂は巣へ戻って来ます。外に蜜を採
りに行く働き蜂が、外勤蜂です。一方で巣の中にいる蜂がいます。この蜂を
内勤蜂といいます。戻ってきた外勤蜂から口移しで花蜜をもらい、巣の壁に
この花蜜を貼り付けます。そして翅で風を起こして水分を飛ばします。この
蜂が内勤蜂の貯蜜係です。外勤蜂と内勤蜂は全て雌蜂です。蜜蜂が花蜜を口
移しする時、蜜蜂の唾液には、転化酵素であるインベルターゼという酵素が
含まれています。この酵素が花蜜の中に混ぜられます。この酵素はショ糖を
分解します。ショ糖（砂糖）は、スクロースのことです。砂糖は果糖（フル
クトース）とブドウ糖（グルコース）からなる二糖です。これがインベルター
ゼによって分解されると、図6のようにブドウ糖と果糖に分解されます。
　ですから、蜂蜜にショ糖はほとんど含まれていません。甘い成分はブドウ
糖と果糖の単糖です。そして翅を動かして水分をさらに飛ばし、薄い蓋をし
ます。蜜蓋ができたら蜂蜜になります。この時に糖分が80％以上、水分が
20％以下になり、蜂蜜となります。実際に蜂蜜の規格は、国際規格では糖分
80％以上、水分20％以下ですが、日本養蜂協会が出しているのは水分22％
以下です。日本国産の蜂蜜は糖分が78％でも蜂蜜になります。実際に日本の
蜂蜜を測ってみると、糖分が80％を切っているものがあります。蜂蜜につい
ては後で詳しく述べます。

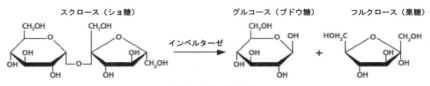

図6.　糖の構造式

■ 1.10　プロポリス

　蜂蜜以外の蜜蜂の産物にプロポリスがあります。主に木の樹液と蜜蜂の分泌する唾液の酵素が混ざってできる物質で、蜂ヤニともいいます。このプロポリスは、蜂の巣に塗り付けられています。巣箱の入り口にも塗り付けられています。抗菌作用が非常に強いので、外部からの細菌やウイルスなどが侵入するのを防いでいます。巣自体は、ほとんどが蝋で作られていますが、プロポリスは巣と巣の間の接着剤としても使われています。プロポリスは、樹脂が 55%、ワックス 30%、油性物質 10%、花粉で構成され、ほとんどが樹脂製のものです。ですから水には溶けません。プロポリスは、抗菌、殺菌作用が非常に強い物質で、糖分はほとんど含まれていません。

■ 1.11　ロイヤルゼリー

　蜜蜂の産物にロイヤルゼリーがあります。ロイヤルゼリーは働き蜂の体内の唾液腺で合成され、上顎と下顎の咽頭線や大腮線（だいしせん）から分泌される物質で、女王蜂となる幼虫や成虫となった女王蜂の餌になります。また、巣の中にいる幼虫で、このロイヤルゼリーを食べたものは、将来女王蜂となります。乳白色のクリーム状の物質で、女王蜂のための特別食は、女王蜂の王をとって王乳とも呼ばれます。女王蜂が長寿で体も大きくなるのは、この特別食のお陰です。成分は、ほとんどタンパク質と脂質です。果糖やブドウ糖などの蜂蜜の成分は、ほとんど含まれていません。ロイヤルゼリーも水に不溶です。女王蜂は毎日、約二千個の卵を産むのですが、卵を生む原動力がロイヤルゼリーであると考えられています。そのため健康食品としてロイヤルゼリーが注目されているわけです。一方、蜜蜂の若い働き蜂は花粉や自分自身が作った蜂蜜を餌にします。

　後述する養蜂の内検の時に、王台と呼ばれる巣が見られます。この巣に新しい女王蜂の幼虫がいます。新しい女王が生まれたら、今いる女王蜂は前述したように働き蜂を連れて外へ出て、分蜂してしまいます。分蜂が起こると蜂の数が一気に減ってしまうので、養蜂をする際、女王蜂がいる限り新しい女王蜂は要りません。そこで、この王台ができたら全部壊して、新しい女王蜂が生まれないようにして養蜂箱を管理することになります。内検の時に大事なことは、女王蜂が確認できたら、この王台を潰すことです。

■ 1.12　蜜蝋と花粉

　さらに蜜蝋があります。これは蜜蜂の体内にある、蝋腺で合成されたワックス、蝋です。これで昔は蝋燭が作られていました。今でも、蝋燭の代わりに蜂の巣から蝋燭を作っています。ちょっと匂いがします。それから花粉があります。人間が食べることはほとんどなく、ロイヤルゼリーの原料となることもありますが、働き蜂の餌になる場合が多いです。

■ 1.13　蜂群崩壊症候群

　カナダやアメリカで一時、蜜蜂の巣が激減しました。これは蜂群崩壊症候群と言われるもので、西洋蜜蜂を飼っていると、巣から蜂が全部いなくなってしまう事が起こりました。原因はまだはっきりしていませんが、ダニ、カビ、散布されるネオニコチノイドなどの農薬、地球温暖化など様々な原因が考えられていますが、現在のところその原因は不明です。蜜蜂は農薬に対し非常に感受性が高く、低濃度でも死ぬことがあるので農薬が関係している可能性が報告されています。

■ 1.14　訪花

　訪花とは蜜蜂が花に訪れることです。蜜蜂はどんな花にも訪花するのかといったら、そうではありません。例えばホワイトクローバーとレッドクローバーがあるのですが、ホワイトクローバーには蜜蜂は訪花します。ところがレッドクローバーには蜜蜂は訪花しません。なぜなら、レッドクローバーの筒状花の基部にある花蜜まで、蜜蜂の舌が届かないからです。要するに花蜜のある部位が深いのです。蜜蜂の舌はそんなに長くないので、花蜜が深いところにある場合、蜜蜂には蜜が採れないので訪花しないのです。
　一方、ホワイトクローバーの方は花蜜のあるところが浅いので、蜜蜂が訪花し、すぐに蜜が採れます。このように同じクローバーの花でも、蜜蜂が訪花するのと訪花しない花があります。他の花でも同様です。
　図7は、実際に蜜蜂が訪花している様子です。矢印が花粉籠です。図7の左側の蜜蜂は花粉籠に黄色い花粉が付いていません。これは、蜜胃に余り花蜜が溜まっていないことを意味しています。右側の蜜蜂は花粉籠があるので

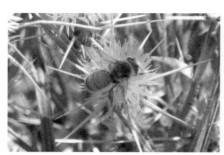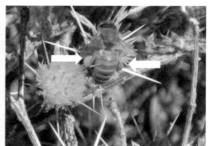

図7. 蜜蜂の訪花

蜜をしっかり溜めています。蜜蜂の花粉籠に花粉が付いているか否かで、訪花しているかが判断できます。

1.15　展翅

　図8は蜜蜂を採って、展翅をしている写真です。昆虫採集をした人であれば経験済みと思います。これは私が展翅しているところです。展翅台を使って翅を伸ばして、一週間位すると図9のように固定され綺麗に翅が伸びた状

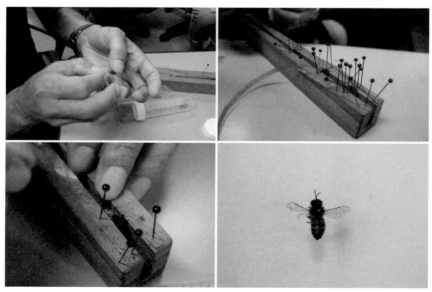

図8. 展翅

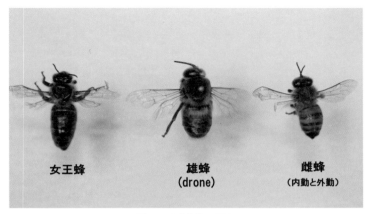

図 9.　西洋蜜蜂の展翅

態になります。この展翅台は昆虫学者で祖父の竹内吉蔵が使用していた、桐製で 100 年以上前のものです。

　この展翅した蜜蜂を比べて見ると、女王蜂、雄蜂、雌蜂の違いがよくわかります。女王蜂はくびれがあって、腹部が長いです。雄蜂は、雌の働き蜂と比べると少し大きく黒いのですぐ分かります。雄蜂はドローンとも呼ばれています。ドローンとは、最近空撮で使われているドローンのことなのですが、もう一つ、怠け者という意味があります。雄蜂は蜂の社会では怠け者です。働かず、餌だけ食べて、受精の時だけしか役立ちません。一方、雌蜂は内勤蜂と外勤蜂がいて、働いています。雄蜂の割合は、巣にもよりますが、約 10% です。約 90% は雌蜂で、女王蜂は一匹です。これが蜜蜂の社会です。蜂蜜は内勤蜂と外勤蜂によって作られ、女王蜂が卵を産んで、巣が管理されています。雄蜂は働かずに生活しているだけです。

■ 1.16　蜜蜂と養蜂の歴史

　日本で蜜蜂のことは 600 年頃、日本書紀に記載されています。ハエは翅が二枚、蜜蜂は四枚です。最初はハエと間違えられていたらしいですが、この頃から蜜蜂は認識されました。日本での養蜂は 1700 年頃、江戸時代から行われていて、この養蜂はすべて在来種の日本蜜蜂での養蜂です。最初は日本蜜蜂で養蜂をしていたのですが、外国からの輸入が始まり、イタリア産の西洋蜜蜂を導入したのが、どうやら日本での本格的な養蜂の始まりのようです。

　そして、1955 年に養蜂振興法が制定されたので、それ以降は蜜蜂を飼う場合は届出が必要となりました。各都道府県の畜産課で、届出をすれば飼うことが出来ます。前述の通り蜜蜂は家畜扱いになり、腐蛆病（フソビョウ）という家畜伝染病があるので届出が必要になります。私の研究室でも蜜蜂を養蜂しているので、京都府の畜産課の獣医師の方が見に来られます。養蜂箱を開けて腐蛆病の発症や、ダニなどに感染していないかをチェックして帰られます。

■ 1.17　蜜蜂の巣

　蜜蜂の巣についてですが、六角柱、六角形になっています。この巣をハニカム（蜂の巣）構造といっています。なぜ六角形かというと、六角形にすると全部で面が 6 面できます。綺麗に隙間なく巣が作れるということ、それからこの六角形の構造は非常に強度が強いということ、その六角の中に幼虫がすっぽり入ってスペースのロスが少ないからです。正方形にすると、その中に幼虫が入ったときに無駄なスペースが出来てしまいます。巣は奥行きが 10–15 ミリ、底の方は三角錐になっていて、巣は蝋から作られます。この巣の内側は 30 度ほど傾いています。傾かせることで、蜜が外にこぼれないように、うまく作られています。ハニカム構造は、強度が強いので飛行機にも応用されています。蜜蜂の巣は、非常に強固な巣なのです。

■ 1.18　養蜂

　蜜蜂を飼育することを養蜂といいます。図 10 は研究室の養蜂箱で、右側は巣板です。巣板は人工的に作られていて、ここに蜂の巣を作らせます。巣箱に屋根を作り、雨が降った時に、雨水が当たらないような工夫をして、巣箱を 2 段積んでいます。矢印が巣箱の入り口です。この下から蜜蜂が入って行きます。中に入るとこの巣板が沢山置いてあります。

　研究室の養蜂作業は 2011 年卒業生で、その当時研究補助員の田中美子さん（旧姓）が始め、最後は院生の中田帆浪さんが中心となって養蜂着を着て行っています。図 11 は研究室の養蜂の内検作業です。燻煙器の中で紙を燃やして煙を出すと蜜蜂が嫌がり、蜂が逃げたところでこの巣板を取り出して観察します。巣板は写真のような形で、養蜂箱に下が十枚、上が十枚ぐらい入ります。

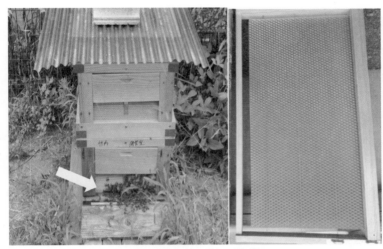

図 10.　養蜂箱と巣板（巣礎）

巣には蜜があるけれど蓋ができていない、いずれ蓋ができるのですけれども、まだ濃縮が進んでいない場所もあります。蜜蓋が出来ていなくても充分に甘いので、採蜜しても大丈夫です。

　図 12 が内検での巣板です。内検では、女王蜂が元気か、卵ができ蜂児が育っているか、蜂蜜が溜まって蜜蓋ができて蜂蜜となっているかなどを確認して

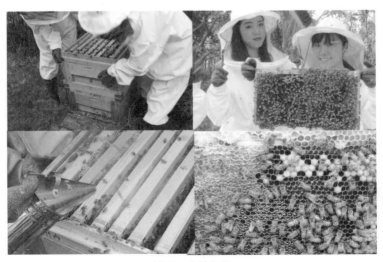

図 11.　内検作業

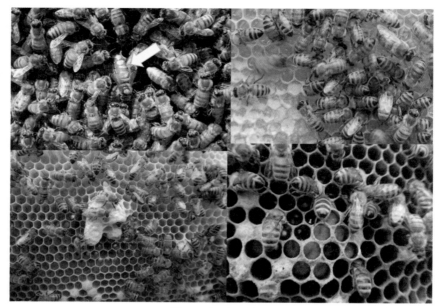

図 12.　女王蜂の確認

います。この内検を 1 週間に 1 回行っています。図 12 の左側の下に垂れ下がった巣が二つありますが、これが王台です。これは新しい女王蜂が生まれるので壊します。王台はある程度の数が作られます。王台が出てくる時期は 6 月、7 月頃で、梅雨間際ぐらいが多いので、この時期は特に気をつけないと分蜂が起こってしまいます。巣の中を見ると、茶色い蓋ができて、蛹（さなぎ）がわかります。この蛹が羽化し、働き蜂になります。巣板を元に戻して、また 1 週間後に内検を繰り返します。

　右上側の蓋のあるのは、蜜蓋なので間違えないようにして下さい。左上図矢印の中央にいるのが女王蜂で、白いマークが付いて、翅は切ってあります。外へ飛んで行かない様にしていますが、女王蜂が事故死などで居なくなる場合があります。女王蜂が居なくなった場合、新しく出てくる王台を潰すのではなく残します。新しい女王蜂が生まれるようにしなければいけないので、女王蜂と王台のチェックをして、バランスをうまく取って、巣に女王蜂が必ず 1 匹いるようにします。

　図 13 のように養蜂後には蜜が溜まっています。この蜂蜜を採取するのを採蜜といいます。図 13 の右側図は蜜蓋をナイフ、ヘラを用いて剥がしたとこ

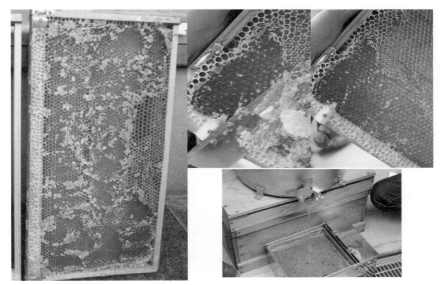

図 13.　巣板と蜂蜜

ろです。蜜蓋を剥がして、このまま遠心機にかけます。蜜蓋があると遠心した時に蜜が外に出ないので、この蜜蓋をうまく綺麗にナイフで剥がしてやり、遠心機に入れて回転させると、蜂蜜が採れてきます。そして溜まった蜂蜜をろ過して集めます。

　私の研究室では毎年4月頃に蜜蜂を京都市のヒグチ養蜂園から購入して、養蜂を始めます。ここの蜜蜂は品質が良いです。7月末、あるいは8月第1週まで飼っています。夏になると暑くなり、花がほとんど咲きません。蜜蜂は蜜源として花から蜜をとってくるので、その花がなくなったらもう蜜は採れません。8月になると一気に蜜源、花が咲くのが少なくなって、ほとんど蜜を集めてきません。そして越冬して、春に再び始めることになります。越冬させるのも、やはり結構難しく、9月頃にスズメ蜂が来襲し、蜜蜂が死んでしまい終了するのが研究室での養蜂です。

1.19　蜂蜜の歴史

　蜂蜜の歴史は人類の歴史ともいわれています。約1万年前に人間は採蜜をしていました。これは養蜂ではなく、自然にできた蜜蜂の巣から蜂蜜を採っ

ていました。昔は砂糖がありませんので甘味料として蜂蜜を使っていました。約5000年前に養蜂が行われていた壁画があります。このように蜂蜜の歴史は人類の歴史と言われるのは、昔から人類は蜂蜜を食べて、蜜蜂の養蜂を行っていたためです。

■ 1.20　蜂蜜の種類

　図14のように蜂蜜は花蜜の違いによっていろいろな蜂蜜があります。1つの花から採れる蜂蜜を単花蜜といいます。アカシア、ミカン、ソバ、クリなどの単花蜜があります。一方、百花蜜というのは、2種類以上の花の蜜が混ざったものです。それぞれの色、匂い、味は違いますが、糖成分はあまり変わりません。それ以外の成分が違います。蜂蜜は、花の蜜から作られるので、蜜源によってそれぞれ異なります。研究室で採れる蜂蜜は百花蜜になります。蜜蜂の行動範囲は2kmぐらいです。構内に養蜂箱を置いて2km以内にある花から蜜を集めてきています。京都産業大学から2km以内となると、おそらく京都市植物園に花が多くあるので、そこに訪花し、花蜜を採って来ている可能性があります。大学の周囲は山に囲まれ花があまり咲いてないので、少し蜜が集まりにくい環境です。

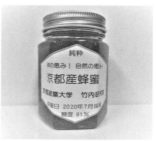

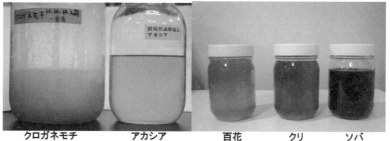

図14. 蜂蜜の種類

　一つの花から採れる単花蜜は、養蜂家の方がアカシア（正確にはニセアカシア）の咲いている所で養蜂箱を置けばアカシア蜂蜜というように養蜂家の方は決めているようです。実際に単花蜜を顕微鏡で覗いてみると、アカシアの花粉だけではなく違う花の花粉も含まれていますが、同じ花粉が多ければ単花蜜として名前を付けていて厳格ではないようです。美味しい蜂蜜かどうかですが、蜜蜂は美味しい花蜜があったら、美味しい方へ行きます。どのように他の蜂に伝えるかというと、8の字ダンスです。高校の生物で蜜蜂の8の字ダンスを習ったと思いますが、8の字を書く事で、採りに行く方向が決まるわけです。その8の字ダンスにより、良い蜜を仲間に知らせているわけです。蜜蜂がその方向に飛んで行って、花蜜を集めてきます。一つの方向に行くことで、同じ蜜が集まることになります。

■ 1.21　蜂蜜の主な成分

　蜂蜜については1.9で前述しましたが、蜂蜜の糖成分を表2に示しました。花の蜜は糖分が約20%で、水分が約80%です。成分はショ糖です。ブドウ糖と果糖が結合し、二糖になっているのがショ糖です。この花蜜を採取し、蜜蜂の唾液に含まれるインベルターゼによって、このショ糖がブドウ糖と果糖に分解され、翅をパタパタとさせて水分を飛ばし、濃縮して蜂蜜になります。蜂蜜になると糖分が約80%、水分が約20%で全く逆転します。花蜜の方は約20%と書いていますが、10%程度の花蜜もあります。それ以外にビタミン、ミネラル、タンパク質、アミノ酸、有機酸など様々な自然由来の物質を含んでいます。特にカリウムも非常に多く含まれていますし、コリン、ビタミンB類、Cも多く含まれています。蜂蜜とは糖分約80%以上の天然成分で

表2. 花蜜と蜂蜜

・花密は糖分（ショ糖）：約20%、　水分：約80%

↓

・蜜蜂の唾液に含まれる酵素（インベルターゼ）により
ショ糖がブドウ糖と果糖に分解され、濃縮され蜂蜜となる。

↓

・蜂蜜（ハチミツ）は糖分：約80%、　水分：約20%、
他にビタミン、ミネラル、タンパク質、アミノ酸、有機酸など。

糖成分はブドウ糖と果糖が主成分になります。もしもショ糖が含まれていたら、若い蜂蜜になります。

■ 1.22　蜂蜜の糖成分とカロリー

　蜂蜜にはいろいろな種類がありますが、ブドウ糖と果糖がポイントになります。表3のように、糖比率はブドウ糖の多いものと果糖の多いものがありますが、多くは果糖の方が多いです。ブドウ糖の方が少ないのが蜂蜜の一般的な糖成分比です。油菜蜜ではこれが逆転していますが、他の多くの蜂蜜は果糖の比率が高いです。蜂蜜のカロリーについてですが、砂糖のカロリーは100グラムあたり384キロカロリーで、蜂蜜は294キロカロリーです。

　蜂蜜は砂糖に比べてカロリーも低いです。甘味は砂糖に比べて、果糖は1.5倍甘さが強いといわれています。また、ブドウ糖の比率が砂糖より低いので、蜂蜜は血糖値が上がりにくいです。血糖値はブドウ糖の値によって決まるので、ブドウ糖が少ない分、蜂蜜はショ糖に比べたら血糖値の上昇を抑えられることになります。また、人間が砂糖を摂取すると、消化管でブドウ糖と果糖に分解されてから吸収されます。ところが蜂蜜の場合は、すでにブドウ糖と果糖の単糖になっているので、すぐに吸収されます。

表3. 蜂蜜の主な成分とカロリー

	一般的蜂蜜	アカシヤ	油菜蜂蜜
ブドウ糖	32%	28%	38%
果糖	40%	44%	35%
水分	18%	19%	18%
オリゴ糖	7%	7%	6%
その他	3%	3%	3%

蜂蜜のカロリー		
100g当り	砂糖	： 384キロカロリー
	蜂蜜	： 294キロカロリー

日本食品標準成分表七訂から抜粋

■ 1.23　蜂蜜と健康

　蜂蜜と健康についてですが、海外では、蜂蜜を薬として医療に使っている場合があります。火傷や怪我の部位に蜂蜜を塗って治療が行われています。これは、蜂蜜の抗菌作用を利用しています。特にマヌカハニーでは抗菌物質（メチルグリオキサール：MGO）を多く含んでおり抗菌作用が強いです。また、抗ウイルス作用も報告されています。蜂蜜は糖分が80％以上あるので浸透圧が高いため細菌などが生きることはできません。しかし、芽胞菌は芽胞があるので蜂蜜の中で生きることができます。そのため、胃腸環境がまだ整っていない乳幼児では芽胞菌が感染する可能性があるため、厚生労働省から摂取しないよう注意喚起がされています。また糖分が80％もあるので、その保湿作用が美容や化粧品などにも幅広く利用されています。しかし、蜂蜜の免疫作用についてはまだよくわかっていないのが現状です。

■ 1.24　免疫

　免疫とは、その言葉通りで疫は疫病、免は免除の意味で、「疫病から免れる」ことから免疫という言葉が出来ました。疫病とは病気のことで昔、天然痘という世界的に流行する感染症があり、このような病気を疫病と呼んでいました。免疫の概念は、この天然痘から始まりました。その後、天然痘ワクチンが開発され、ワクチンを接種することで免疫が獲得でき、天然痘は根絶されました。今の新型コロナウィルス感染症も同様です。つまり、免疫とは病原体などの侵入から身を守る生体の防御機能で、免疫系とも言われます。免疫には、自然免疫と獲得免疫の2つがあります。自然免疫は、人間が生まれた時から自然に生体に備わっています。獲得免疫は、生まれてから先ほどのワクチン接種や、病原菌に感染することで、後から生体で作られ獲得される免疫です。この2つの免疫が生体には備わっており、生体は守られています。免疫は生体を守るための重要な機能の一つです。この免疫を担っている細胞を免疫細胞と呼びます。免疫細胞は、おもに血液中の白血球で、好中球、リンパ球、マクロファージなどがあります。そして、免疫細胞から作られる物質に抗体があります。蜂蜜がこれらの免疫細胞や機能にどのように影響するのかについては、十分な解明はされていません。そこで、次章から研究室で科学して得られたエビデンスをもとに、蜂蜜の免疫作用について説明します。

2. アフリカ産蜂蜜の免疫作用

2.1 ジャングルハニー

　蜂蜜の免疫作用の前に、先ずアフリカ産蜜蜂のジャングルハニーの説明をします。アフリカ産蜂蜜のジャングルハニーは、研究室で最初に始めた蜂蜜の研究です。この蜂蜜は、アフリカのナイジェリア産の蜂蜜です。ナイジェリア大学のエジオグ教授からこの蜂蜜を提供して頂いています。現在、この蜂蜜は（株）日本オリジンズから販売されています。

　図15はナイジェリアの地図です。ナイジェリアの首都はアブジャで、この首都から少し離れた所にエヌグ州があり、ここのジャングルで蜂蜜は採れます。この蜂蜜はジャングルで採れるので、そのまま名前がついてジャングルハニーと呼ばれています。

　この蜂蜜を研究するきっかけは、エジオグ教授の紹介です。彼の専門分野は医学系ではなく工学系です。学位を取るために日本に留

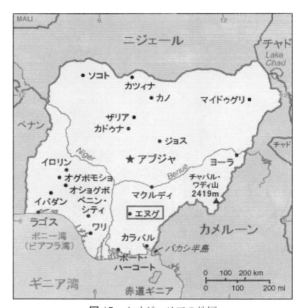

図 15. ナイジェリアの地図

学し、その後立命館大学で非常勤講師として働き、そして私の授業を受けに来ていました。その当時、私は生体免疫学を教えていました。そして授業を受けていた彼から、ナイジェリアで病気になったら使っている蜂蜜がある、という話を聞きました。そこで、この蜂蜜と免疫が関係している可能性があるかもしれないと考えました。これが、この蜂蜜を研究するきっかけになりました。この蜂蜜は、ナイジェリアの熱帯雨林に生息する野生の蜜蜂、アフリ

カ蜜蜂が集めてくる蜂蜜で、多種多様な樹木の花から蜜を集めてきます。ジャングルの樹木に咲く花から集めてきた蜂蜜です。ナイジェリアを含めアフリカ全土では、昔はシャーマンと呼ばれる呪術師の方がいました。病気になった時には、このシャーマンと呼ばれる人が病気を治します。シャーマンは特別な才能を持っていて、シャーマンが次のシャーマンを決めるということで、ずっと伝統的に受け継がれていました。シャーマンが、病気を治すのがアフリカの医療でした。今は西洋医学が入ってきて、シャーマンはほとんどいません。ナイジェリアでは、シャーマンが風邪や皮膚炎、火傷の治療、また病気の予防薬として伝統的にこのジャングルハニーを使っていたそうです。しかし、なぜこの蜂蜜が効くのか、免疫に対して効果があるのかなど、ほとんど科学的に解明されていません。そこで、この蜂蜜の治療効果に免疫が関係しているのではないかと仮説を立て、蜂蜜の免疫学的な研究を始めました。

2.2　ジャングルハニーの蜜源

　ジャングルハニーの蜜源としては、図16に示す樹木の花から蜜蜂は蜜を集めています。この蜂蜜の蜜源として、おおよそ十種類の樹木が同定されてい

1.Pentaclethra macrophylla(Ugba)
2.Parinari excelsa(Inyi)

3.Vitex doniana(Uchakiri)

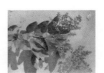
4.Dialium guineense(Icheku)

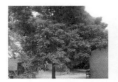
5.Chrysophyllum albidum(Udara)

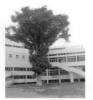
6.Irvingia gabonensis(Ogbono)

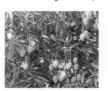
7.Mangifera indica(Mango)

8.Treculia Africana(Ukwa)

9.Elaeis guineensis(Nkwu)

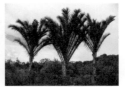
10.Raffia farinifera(Nkwo)

図16.　ジャングルハニーと蜜源

ます。皆さんがよくご存じのものであれば、ウクワやマンゴーが馴染み深い
かもしれません。

■2.3　ジャングルハニーの採蜜

　蜜蜂は図17に示す高木の中の空洞に蜂の巣を作ります。蜂は巣を作りその
後、蜜が溜ってきたら図17のような蓋をします。蜜蜂は巣を守るため蓋をす
るのですが、人間にとってはこの蓋が、巣のある目印になります。この蓋が
できたら、蜂蜜があるのがわかるので、現地の人はバケツを持ち、はしごを
使って登り、採蜜します。蓋を外すと巣は図18のようになっています。

　この蜂蜜は図18に示すように、ソバ蜂蜜と同じように茶黒色です。私たち
がよく目にする蜂蜜とは色が全然違います。このような巣の蜜は遠心機にかけ
られないので、いわゆる絞り蜜、絞って蜜を集め、ろ過します。この蜂蜜に近
いのが、日本蜜蜂の蜂蜜です。日本蜜蜂も養蜂箱を置いても、なかなか中に入っ
て巣を作ってくれません。このような空洞を、うろというのですが、日本蜜蜂
も木の中の空洞や家屋の隙間などに巣を作ります。そのため、日本蜜蜂で養蜂
するのは非常に難しいのです。養蜂家は、蜂を飼い、蜂蜜を採って、それを売
るのでたくさん蜜がとれないと商売になりません。そのため養蜂は、西洋蜜蜂
でほとんど行なわれています。また、日本蜜蜂よりも西洋蜜蜂の方が人馴れし

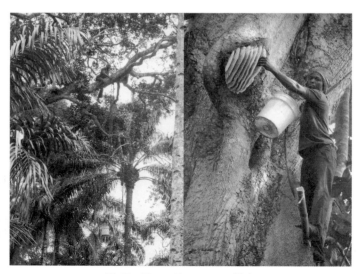

図17. ジャングルハニーの採蜜

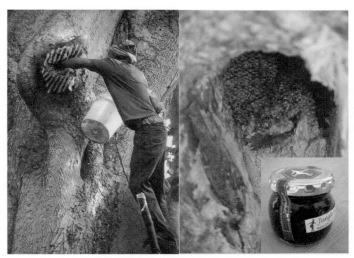

図 18. ジャングルハニーと採蜜

ていて、巣箱を置けば、そこに入って、蜜を溜めてくれます。西洋蜜蜂の方が
蜂蜜を集めるには適していることになります。そのため、日本蜜蜂で採れる蜂
蜜は多く採れません。このアフリカのジャングルハニーも同じです。

2.4　ジャングルハニーと一般の蜂蜜成分の比較

　ジャングルハニーの成分を図 19 に示します。一般の日本国産蜂蜜と比べ
るとグルコン酸が圧倒的に多く、タンパク質も多いです。タンパク質が多い

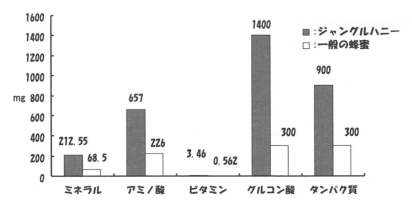

図 19.　ジャングルハニー（JH）と一般の蜂蜜成分の比較（100g あたりの値）

ということは、当然アミノ酸も多いことになります。糖成分はブドウ糖（グルコース）と果糖（フルクトース）で、日本の蜂蜜と同じです。グルコン酸は、先程のグルコースがグルコシダーゼによって分解され、グルコン酸に変わります。このグルコン酸の量によって蜂蜜の味は決まると言われています。ジャングルハニーはグルコン酸が多いので、発酵が進み、熟成された蜂蜜だと思います。このようにジャングルハニーは、日本国産蜂蜜と少し成分が違います。

■ 2.5 免疫の実験プロトコール

ジャングルハニーの免疫作用についての科学的な実験研究は、その当時大学院生の福田美樹さん（旧姓、2018 年逝去）、重吉瑛里さん（旧姓）が大学院の研究テーマとして、そして研究補助員で研究室の卒業生の宮川真由子さん（旧姓）が、実験をしてくれました。

免疫実験方法は図 20 に示すように、マウスを使う実験系と、モルモットを使う実験系、二つの系で行いました。図左側がジャングルハニーを投与して、マウスの抗体産生機能や免疫細胞の機能を検討しています。特にその機能の中で、マクロファージのサイトカインの遺伝子（mRNA）発現を検討しています。図右側がモルモットの好中球機能への影響を調べています。

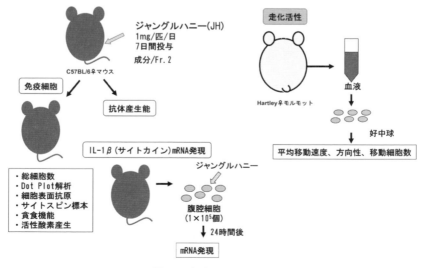

図 20. 実験プロトコール

■ 2.6　実験材料及び方法

　蜂蜜はナイジェリア産で、マウスはC57BL/6系統の近交系、SPF（Specific Pathogen Free）マウスを使用しました。マウスに蜂蜜を1mg、7日間投与しました。そして抗体産生機能をPFC（Plaque forming cell）法で測定しました。サイトカインや転写因子はPCR（polymerase chain reaction）法で、貪食機能は蛍光ビーズを用いて、細胞表面の分子発現は蛍光標識モノクローナル抗体を用いて測定しました。活性酸素の産生はDCFH（2',7'-Dichlorodihydrofluorescein diacetate）を用いて測定しました。活性酸素によって殺菌が行われるので、活性酸素が多く産生されれば、殺菌作用が強いことになります。また、好中球の走化活性の機能を調べました。それから有効成分については、液体クロマトグラフィーを使用して有効成分の同定を試みました。尚、この動物実験は京都産業大学動物実験委員会で承認されています。

■ 2.7　ジャングルハニーにより出現した細胞の性状

　ジャングルハニーをマウスに投与すると生理食塩水投与群（コントロール）と比較して図21に示すように腹腔細胞数が増加しました。蜂蜜の投与により、

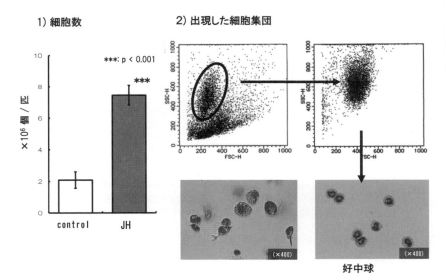

図21. ジャングルハニー（JH）により出現した細胞の性状

新たに細胞が出現しました。この細胞集団を分離すると、未熟な好中球の細胞でした。ヒトでは見ない好中球のタイプで分葉核がない、環状核の好中球で、リング好中球と呼ばれています。このような好中球が蜂蜜により増加することが認められました。尚、図中の＊印は、コントロールと比較して統計学的に有意差があることを示しています。以降の図のデータも同様です。

■ 2.8　好中球

　好中球について、図22に示しました。一般的にヒトの血液では白血球比率の半分が好中球です。好中球は食作用、運動性があり、細菌を食べて殺菌して、感染防御に役立つ細胞です。核が図22のように分かれています。このような形に分葉している核を分葉核と呼びます。好中球の名前は、中性色素に好んで染まる特殊顆粒を持っているので好中球と呼ばれます。球というのは細胞の意味です。血液細胞はすべて野球のボールのように丸いので球と呼ぶわけです。この好中球は細菌を食べた後、死んで膿（うみ）となるので膿細胞（のうさいぼう）とも呼ばれます。マクロファージに比べて小さいのでミクロファージとも呼ばれています。この好中球が蜂蜜を投与すると増えてきます。

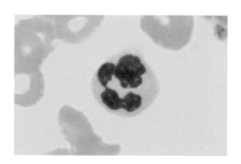

好中球は全白血球の中で最も多く、40〜70％を占める。食作用、運動性があり、細菌を貪食後、殺菌し、感染防御に重要な細胞である。形態的には分葉核が特徴で、細胞内に中性色素に好んで染まる特殊顆粒を持っている。細菌を貪食後、死んだ好中球は膿となるため膿細胞ともいう。マクロファージに対して、ミクロファージと呼ばれる。

図22.　好中球

■ 2.9　好中球の走化活性の測定

　好中球の機能の一つ、走化活性について調べました。EZ-TaxiScan という走化活性を測定する装置があり、図 23 に示すように好中球と蜂蜜を入れ、好中球が蜂蜜に向かって移動するかを CCD カメラを使って観察することで、走化活性を測定します。この移動距離は 260 ミクロン、好中球の大きさが約 8 ミクロンなので、約 30 倍の距離を動くことになります。図 24 がその結果です。

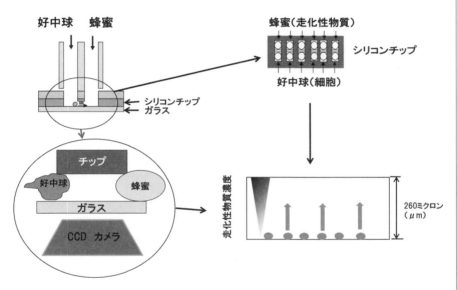

図 23. 好中球の走化活性の測定

■ 2.10　ジャングルハニーによる好中球の移動

　図 24 に示すように、コントロール（生理食塩水）とジャングルハニーを比較すると、コントロールでは 30 分経っても好中球は少ししか移動していません。ところがジャングルハニーでは多くの好中球が、蜂蜜に向かって移動していることがわかります。つまり蜂蜜に好中球を動かす走化活性があることがわかります。

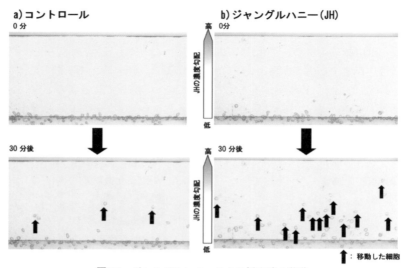

図 24. ジャングルハニーによる好中球の移動

⬛ 2.11　ジャングルハニーの好中球に対する走化活性

　図 25 は、30 分後の移動細胞数を求めた図ですが、コントロールと比べて蜂蜜で増えています。細胞が移動した距離と時間から、移動速度と方向性を算出したところ、コントロールは方向性、移動速度とも低いです。ところが

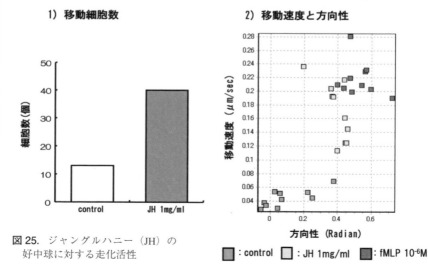

図 25. ジャングルハニー（JH）の好中球に対する走化活性

黄色のジャングルハニーでは、移動速度が非常に速くなっています。緑は陽性コントロール（fMLP）なので方向性は高く、速度も速いです。

2.12　ジャングルハニーによる好中球の貪食活性への影響

好中球は移動し細菌などの異物を食べる作用、貪食作用があります。好中球の貪食活性を測定したのが図26です。蛍光標識した粒子をどれくらい食べているかですが、好中球が多くの黄色粒子を食べているのがわかります。コントロールに比べて蜂蜜が貪食活性、食作用を高めることがわかります。好中球は異物を食べた後、活性酸素を出して菌を殺すので、次に活性酸素の産生を検討しました。

a) 貪食像　　　　b) 貪食活性

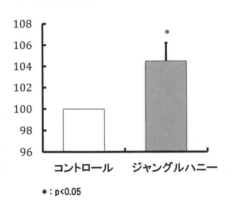

図26.　ジャングルハニーによる好中球の貪食活性への影響

2.13　好中球の活性酸素の産生

図27に示すように好中球は食作用などの刺激により、ペルオキシダーゼという酵素で酸素から活性酸素を作ります。活性酸素には4種類あって、スーパー酸素、過酸化水素、過酸化ラジカル、一重項酸素です。好中球はこれらの活性酸素を使って殺菌をします。過酸化水素は水に溶かすとオキシドール

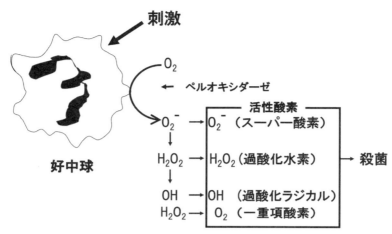

図 27. 好中球の活性酸素の産生

（過酸化水素水）で、怪我の傷口の消毒などで使用されています。

■ 2.14　ジャングルハニーによる好中球の活性酸素産生

　活性酸素の産生について調べてみると、図 28 のように、O_2^-、H_2O_2 ともにコントロール群に比べて蜂蜜により活性酸素の産生が増強されます。これら

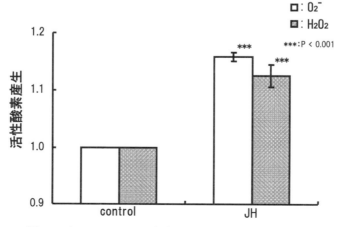

図 28. ジャングルハニー（JH）による好中球の活性酸素産生

の結果は、蜂蜜により好中球の食作用と殺菌作用が増強される可能性があることを示しています。

■ 2.15　マクロファージとその機能

　次にマクロファージについて調べました。図29はマクロファージとその機能を示しています。マクロファージは血液中の単球が血管外に出て組織に定着してマクロファージとなります。マクロファージは、細胞表面にさまざまな免疫に関連する分子を出しています。マクロファージは食作用、抗原提示作用、活性酸素の産生、サイトカインの分泌など様々な機能を持った免疫細胞です。今回はサイトカインの分泌、特にIL-1β（インターロイキン1β）という物質について調べました。

　IL-1β は、免疫反応を促進する糖たんぱく質で、特にマクロファージが産生します。そしてマクロファージを活性化します。マクロファージが産生しマクロファージに作用する、オートクライン的に作用するサイトカインです。免疫を促進するように働くので、免疫機能を高めます。

マクロファージは大型の細胞で血液中の単球に由来する。

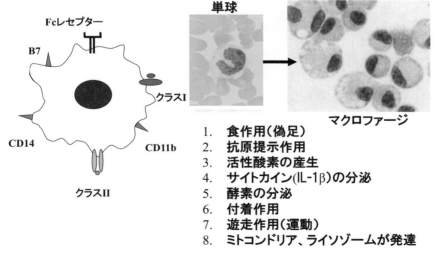

図29．マクロファージとその機能

■ 2.16　ジャングルハニーによるマクロファージの IL-1β mRNA（遺伝子）発現

　ジャングルハニーによるマクロファージの IL-1β mRNA（遺伝子）発現を
みると、図 30 のようにコントロールに比べてジャングルハニーで IL-1β の発
現が増強されています。しかし、他のサイトカインに関しては、ジャングル
ハニーは影響しないことがわかります。ジャングルハニーは、IL-1β の発現
を高める作用があることがわかります。

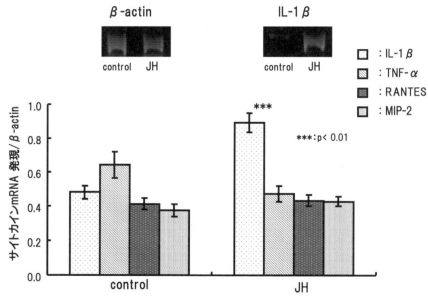

図30.　ジャングルハニー（JH）によるマクロファージの IL-1β mRNA（遺伝子）発現

■ 2.17　抗体産生機能について

　蜂蜜が好中球の運動性を高め、マクロファージの機能も高めることが分
かったので、次に抗体産生機能について調べました。表 4 は抗原と抗体につ
いて説明しています。抗原とは、抗体を作らせる源（みなもと）となる物質
で、抗原にはいろいろな物質が含まれています。抗体とは抗原に対抗する物

質で、生体内で作られるグロブリンと呼ばれるタンパク質です。抗体産生機能とは、抗原が体内に入ると、それに対して生体が抗体を作る機能です。抗体は、同じ抗原と特異的に結合し、その抗原を排除し、生体を守る物質です。また抗体は、ワクチン接種により生体内でつくられます。抗体は感染を防ぐので、現在新型コロナ感染に対して、新型コロナウィルスのワクチンが開発されています。ワクチンを生体内に打つことで、生体はそれに対して抗体を作ります。できた抗体は、新型コロナウィルスが体内に入ってきた時にウィルスと特異的に結合して、抗原である新型コロナウィルスを排除し、感染から生体を守ります。このワクチンができれば、新型コロナウィルス感染の予防ができるので、このコロナ禍も収束するのではないかと思います。

表 4. 抗原と抗体

- 抗原とは、抗体を作らせる源（みなもと）となる物質。
- 抗原には、細菌、異物など様々な物質がある。

- 抗体とは、抗原に対抗する物質（タンパク質）で、生体内で作られる。
- 抗体は、同じ抗原と特異的に結合し、その抗原を排除し、生体を守る物質。
- 抗体はワクチン接種により生体内でつくられる。
- 抗体は、感染を防ぐ。

■2.18　リンパ球

　抗体を作る細胞は図 31 に示すリンパ球です。リンパ球はヒトの白血球の中で好中球に次いで多い細胞です。ヒトの場合は、白血球の中でリンパ球は 30％前後です。リンパ球は免疫の中心的な役割を演じていて、T 細胞と B 細胞に分かれています。抗体をつくる細胞は B 細胞です。そこで B 細胞についての機能を調べるのですが、抗体をつくるときには B 細胞だけではなくてマクロファージ、T 細胞も関連してきます。

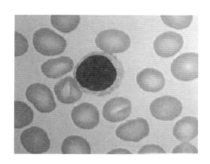

リンパ球は2番目に多い白血球で、全白血球の20〜45%を占める。リンパ球はすべての免疫防御機構で中心的役割を演じている。Tリンパ球、Bリンパ球などが含まれる。

Bリンパ球は、抗体産生細胞へと分化して抗体をつくる細胞である。

図 31.　リンパ球

2.19　抗体産生の仕組み

　図 32 は抗体産生の仕組みです。抗体産生の機構は抗原が生体に入ってきたら、まずマクロファージが食作用によって抗原を取り込みます。そしてこの抗原をリソゾームで分解した後、その分解された抗原の一部とマクロファージがつくる主要組織適合性抗原のクラス II（MHC class II）分子が結合し細胞内を移動し、そして細胞の表面に出ます。この MHC クラス II と結合した抗原の一部は抗原と同じです。この抗原が組織の表面上に出るとリンパ球の一種のヘルパー T 細胞 0 型（Th0）であるナイーブ T 細胞が T 細胞レセプター（TCR）を介して図 32 のように結合します。その時にヘルパー T 細胞の CD4 分子が MHC クラス II 分子の β 鎖に結合します。そして補助分子の CD86 分子と CD28 分子も結合し、これらが結合すると、マクロファージから IL-1β が産生されて Th0 細胞を活性化します。活性化された Th0 細胞はヘルパー T 細胞 2 型（Th2）へと分化します。そうすると Th2 細胞は IL-4、IL-5、IL-6 といった糖タンパク質であるサイトカインを産生して、それらが B 細胞に働きます。そして B 細胞は活性化されると IL-6 により抗体産生細胞へと分化し、抗体産生細胞は抗体を産生します。これが抗体産生の仕組みです。ワクチンを接種した場合、このような経路を経て抗体ができて、できた抗体はワクチン

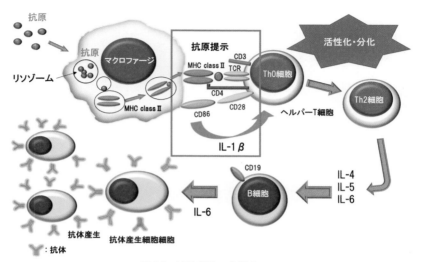

図 32. 抗体産生の仕組み

と同じ細菌やウイルスなどの病原体（抗原）が再度体内に入ってきた時に結合し、この生体に侵入した病原体の感染を防ぐのが抗体産生と感染防御の機構です。この過程を経て、抗体ができるまでに約1週間要します。1週間で産生された抗体は IgM 抗体です。この IgM 抗体がその後、クラススイッチを経て IgG 抗体に変わります。IgG 抗体が、感染を防ぐ重要な抗体です。IgG 抗体はこのような過程を経てつくられるので、IgG 抗体ができるまで、約2〜3週間かかるわけです。新型コロナウィルスで考えると、新型コロナウィルスのワクチンが接種されるとこのような経路を経て、まず IgM 抗体ができてから IgG 抗体が作られるまで約3週間かかります。感染してからワクチンを打っても意味がないわけです。ワクチンは感染する前に予防的に接種するので、予防注射と呼ばれるわけです。前もって抗体を作っておいて、実際に新型コロナウィルスに感染した時に生体内に出来た抗体が新型コロナウィルスと結合して感染を防御します。この抗体産生機能に対して蜂蜜の影響を検討しました。

■ 2.20　ジャングルハニーによる抗体産生機能への影響

　図33で白く抜けているところは、抗体が産生されているところです。そして真ん中にある矢印の細胞が抗体を産生する抗体産生細胞です。この蜂蜜は

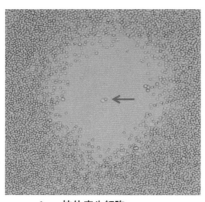

a) 抗体産生細胞
PFC (Plaque forming cell)

←:抗体産生細胞

b) 抗体産生機能

□:Control群 , ■:JH投与群, *:p<0.05 , ***:p<0.001

図 33. ジャングルハニーによる抗体産生機能への影響

腹腔内投与と経口投与で、コントロールに比べて抗体産生を増強するのがわかります。蜂蜜投与により、抗体産生の増強が認められました。この結果から、蜂蜜に抗体産生を高める作用があることがわかります。新型コロナウィルスワクチンを接種する前に、蜂蜜を摂取しておくと抗体の産生を高めるかも知れません。

■ 2.21　ジャングルハニーによる抗体産生時期への影響

　次に抗体産生の時期への影響について調べると、図34（p.41 参照）に示すように抗体産生の誘導期、つまり初期の段階で抗体産生を高めます。発現期である後期、すでに抗体が出来た後では蜂蜜を投与してもさらに抗体産生を増強することはありません。

■ 2.22　ジャングルハニーによるマクロファージの 貪食機能への影響

　マクロファージの貪食機能について調べました。先ほどの抗体産生の抗原として羊赤血球（SRBC）を使用したので、SRBC 抗原を FITC で蛍光標識し

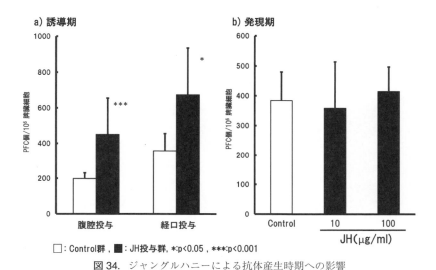

図 34. ジャングルハニーによる抗体産生時期への影響

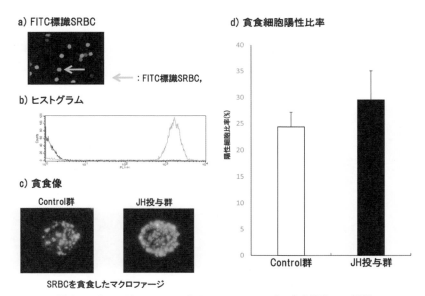

図 35. ジャングルハニーによるマクロファージの貪食機能への影響

て、この抗原をマクロファージが貪食するかを調べました。マクロファージは、標識された SRBC を食べているのが図 35 からわかりますが、蜂蜜による影響は少し増やす程度です。

■2.23　ジャングルハニーによる
マクロファージ、T、B 細胞表面分子への影響

　抗体産生が増強された結果から、マクロファージの抗原提示に関連する MHC クラス II と CD86 分子について調べました。図 36 のようにコントロールに対して蜂蜜投与による影響は認められませんでした。この結果から、蜂蜜はマクロファージの IL-1β の産生を増強するけれども、食作用、抗原提示には作用していない可能性が考えられます。

　次に抗体産生の増強は、この蜂蜜がリンパ球である T 細胞、B 細胞に働いている可能性が考えられます。そこで T 細胞、B 細胞の細胞表面分子の発現を調べました。図 36 で、CD19 分子が蜂蜜によって増えています。CD19 分子は B 細胞に発現しています。CD19 分子が増加するということは、蜂蜜は直接、B 細胞を刺激し、抗体産生を高めていることが考えられます。CD3 分子、CD4 分子、CD28 分子、T 細胞レセプター（TCR）はいずれも T 細胞に発現しています。これらの分子には蜂蜜は影響していないことがわかります。

　これらの結果から、蜂蜜は T 細胞に影響せず、B 細胞に影響している可能性が考えられます。この蜂蜜はマクロファージの IL-1β の発現を高めますが、

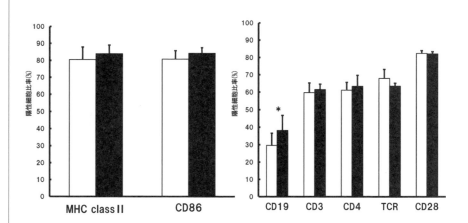

図 36. ジャングルハニーによるマクロファージ、T、B 細胞表面分子への影響

抗原提示、T 細胞には影響せずに B 細胞に影響して、抗体産生を高めている
可能性があります。

■ 2.24　ジャングルハニーによる抗体産生に関連する
　　　　サイトカイン及び NF-κB mRNA 発現への影響

　ジャングルハニーによりマクロファージが産生するサイトカインである
IL-1β の発現増強が認められたので、その転写因子の NF-κB、抗体産生と B
細胞の増殖・分化に関連するサイトカインである IL-4、IL-5、IL-6 の遺伝子
発現について調べました。図 37 に示すように IL-1β と同様に IL-6 も増強が
認められました。また IL-1β や IL-6 を誘導する転写因子である NF-κB も増強
しているので、NF-κB を介して IL-1β や IL-6 の産生を高めていることが考え
られます。また、リンパ球の IL-4 は、T 細胞の Th2 細胞が産生するサイトカ
インです。図 36 で T 細胞表面分子には影響がなかったのですが、図 37 で T
細胞の IL-4 を高める作用があることが示されました。蜂蜜はマクロファージ
と T 細胞の抗体産生に関連するサイトカインの産生を高め、そのサイトカイ
ンが B 細胞を分化・増加・活性化させて抗体産生を増強させる可能性が考え
られます。

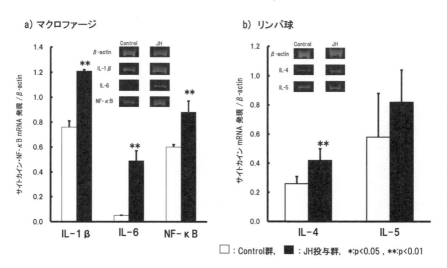

図 37. ジャングルハニーによる抗体産生に関連するサイトカイ
　　ン及び NF-κB mRNA 発現への影響

■ 2.25　有効成分の解析条件

　この蜂蜜が抗体産生に働くことがわかったので、その有効成分について高速液体クロマトグラフィー（HPLC）を使用してサイズクロマトグラフィーにより調べました。解析条件は表5の通りです。

表5.　有効成分の解析条件

サイズクロマトグラフィーによる分画条件

高速液体クロマトグラフィー(HPLC)： HPLC Prominence (SHIMADZU)
カラム： Shodex OHpak SB-802 HQ
溶出溶媒： PBS pH7.0
溶出温度： 室温
流速： 0.5ml/min.
検出： RI, UV280 nm
ジャングルハニー・日本国産蜂蜜濃度： 1mg/mlを0.22 μ mで処理後、0.5ml

■ 2.26　ジャングルハニー有効成分による
　　　　抗体産生機能への影響

　有効成分について、表5の条件で、蜂蜜をカラムに入れて10分毎に出てくる分画（フラクション）を分取していきます。そして、その分取したフラクション（Fr.）をマウスに投与して抗体産生機能を検討しました。図38に示すように、コントロールは生理食塩水で、この分取したフラクション1（Fr.1）、2、3、4、5、6の6つの分画で、2番目（Fr.2）にピークが検出されました。この分画に抗体産生を高める活性があるので、Fr.2のピークがジャングルハニーの有効成分ではないかと考えられます。そして分子量3900、1020、106の標準物質をカラムに流すと、3900の物質は一番左の矢印の部位にピークが出て、分子量1020の場合は2番目の矢印部位に、分子量106は最後の矢印の部位に検出されます。これらの標準物質から検量線を求めて、この分子サイズ（分子量）を計算しました。その結果、有効成分はフラクション2（Fr.2）にあり、計算

a) ジャングルハニーの分画 (Fr.)

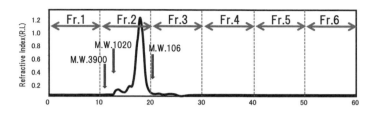

b) 抗体産生機能

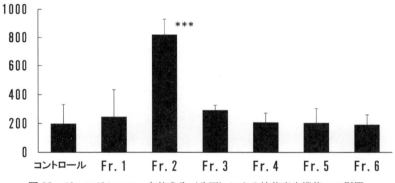

図38. ジャングルハニー有効成分（分画）による抗体産生機能への影響

上、約 260 の分子サイズの物質になります。しかしその成分が、何かはまだ同定出来ていません。また、この Fr.2 を 100℃ で 30 分間の熱処理を行っても活性は消失しませんので、熱に安定な物質と思われます。

■2.27　ジャングルハニーの免疫作用の機構

　ジャングルハニーよる免疫作用とその機構を図 39 に示します。蜂蜜を投与するとマクロファージが活性化されると同時に、この蜂蜜に好中球を動かす作用があるので、好中球の遊走・移動が起こります。好中球は移動して食作用が増強されます。そして好中球から活性酸素が産生され細菌などを殺すことで、感染の防御が考えられます。一方で、マクロファージから IL-1β が産生され、この IL-1β が T リンパ球を活性化し、抗体産生に関連するサイトカインも増加し、B 細胞から抗体産生が誘導され、抗体が作られます。抗体産生が増強されることにより、更に感染が防御される可能性が考えられます。そして、その有効成分は分子量約 260 で、熱に安定な物質であることが考えられます。

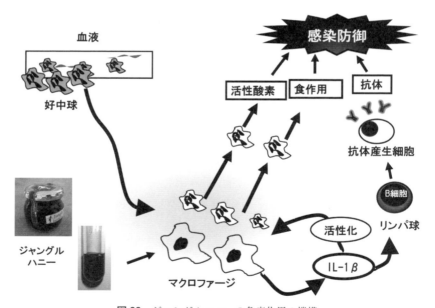

図 39. ジャングルハニーの免疫作用の機構

■ 2.28　ジャングルハニーハンドクリーム

　これらの成績をもとに大学の広報室と共同でジャングルハニーを使って、蜂蜜入りのハンドクリームを作りました。図40に示す通り新聞各紙にも掲載されました。その掲載記事の中で「京産大からハンドクリーム発売、売れ行きはジャングルのように険しいか、ハニーのように甘いか」という記事がありました。その当時、大好評で完売しました。

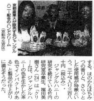

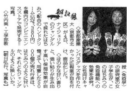

図 40.　ジャングルハニーハンドクリーム

3. 日本国産蜂蜜と免疫作用

■ 3.1 全国各地の日本国産蜂蜜

　ここまではアフリカ産蜂蜜について説明しましたが、ここからは日本の蜂蜜についての研究です。この研究は、おもにその当時、研究室卒業生で研究補助員の田中美子さん（旧姓）、大学院生の宇野真由奈さんが実験をしてくれました。日本国産蜂蜜は日本全国から集めました。日本養蜂協会の協力を得て、図 41 に示すように北海道から沖縄まで蜂蜜を集め、また研究室で養蜂し採蜜した蜂蜜も使って、日本国産蜂蜜の免疫作用について得られた研究結果を示します。

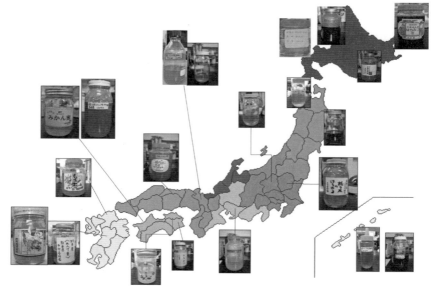

図 41. 全国各地の日本国産蜂蜜

■ 3.2 日本国産蜂蜜の蜜源、生産地、糖度

　日本国産蜂蜜の蜜源と生産地、糖度を表 6 にまとめました。糖度は糖度計で測定しました。蜂蜜は糖度が 80% 以上なのですが、日本国産蜂蜜では糖度が 80% 以下の蜂蜜もあります。みかん、レンゲ、百花蜜も糖度が少し低いです。

78%以下の蜂蜜も売られています。私の研究室で採れた蜂蜜は82%で、毎年、研究室の蜂蜜は糖度が高いです。研究室では蜜蓋ができるまで採蜜しないため蜜が濃縮され、糖度が高くなると考えられます。

表6. 日本国産蜂蜜の蜜源、生産地、糖度

Honey No.	蜜源	生産地	糖度（%）
1	ソバ	北海道	79.5
2	クリ	岩手	80.7
3	シロハナマメ	北海道	80.1
4	クロガネモチ	愛知、一宮	80.6
5	トチ	京都、綾部　水源の里	81.3
6	シロハナセンダングサ	沖縄、宮古島	80.0
7	ミカン	徳島、名東郡佐那河内村	77.2
8	クリ（百花）	鳥取	80.2
9	ミカン	愛媛	81.7
10	アカシア	群馬	82.0
11	ソバ	北海道	80.5
12	トチ（百花）	栃木	78.5
13	トチ（百花）	青森	80.3
14	ビワ	香川	81.3
15	モチ（クロガネモチ・ネズミモチ）	福岡	79.8
16	クリ	熊本	80.3
17	フカノキ（ニガ蜜）	沖縄	80.0
18	レンゲ	熊本	77.7
19	アカシア	北海道、奥尻	78.7
20	日本ミツバチ（百花）	愛媛	77.2
21	京都産業大学　竹内研（百花）	京都市北区	82.6

■3.3　日本国産蜂蜜の糖成分分析

　日本国産蜂蜜の成分分析について、前述と同じ条件で高速液体クロマトグラフィー（HPLC）を用いて調べました。日本国産蜂蜜の糖のHPLCのRI（示差屈折率）分析結果を図42（p.50参照）に示します。標準のグルコース（ブドウ糖）、スクロース（砂糖）、フルクトース（果糖）をカラムに流すと、蜂蜜には橙色のスクロースは検出されませんでした。各蜂蜜は、フルクトースやグルコースと同じ部位にピークが検出されます。蜂蜜は、フルクトース、グルコースが主成分であることがわかります。ピークの高さの違いは糖濃度の差です。糖成分では、各種蜂蜜に差がないことがわかります。

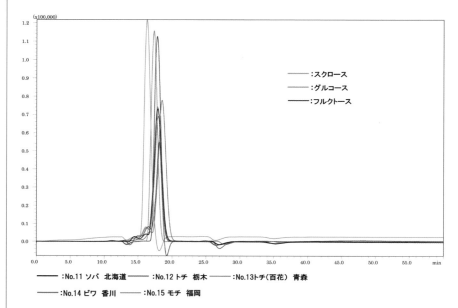

図 42. 日本国産蜂蜜の糖成分（RI）

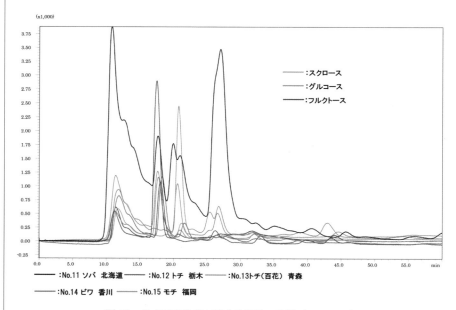

図 43. 日本国産蜂蜜の糖成分以外の分析（UV280nm）

■ 3.4　日本国産蜂蜜の糖成分以外の分析

　次に、UV280nm の波長での蜂蜜の吸光度を調べました。UV280nm の波長はアミノ酸、タンパク質などが検出されます。核酸の吸収波長は 260nm です。図 43（p.50 参照）のクロマトパターンで見ると、先ほどの糖と違い蜂蜜によってピークに差があります。特に、ソバ蜂蜜は最初に大きなピークが出てきていますし、最後にもピークが出ています。各種蜂蜜よりそれぞれクロマトの波形は違っています。つまり、蜂蜜の種類によってアミノ酸やタンパク質の成分が違うことがわかります。

■ 3.5　日本国産蜂蜜による
　　　　肺胞マクロファージの IL-1β mRNA 発現への影響

　このような日本国産蜂蜜を使って、肺胞マクロファージの IL-1β mRNA（遺伝子）発現を PCR（polymerase chain reaction）法で調べました。図 44 に示すように、クリや白花豆、トチ、クロガネモチは高い活性を示しましたが、ソバは低活性でした。一方、私の研究室で採れた京産蜂蜜も活性はありますが低いです。つまり蜂蜜の種類により、IL-1β の遺伝子発現に差はありますが、日本国産蜂蜜にマクロファージの免疫機能を増強する作用が認められました。

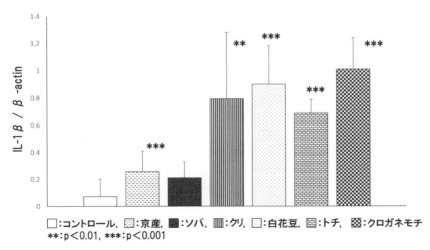

図 44. 日本国産蜂蜜による肺胞マクロファージの IL-1β mRNA 発現への影響

■3.6　日本国産蜂蜜のマクロファージ（Raw 細胞）の
　　　IL-1β mRNA 発現への影響

　また、マクロファージの細胞株である Raw 細胞を使って IL-1β mRNA（遺伝子）発現を調べました。図 45 に示すように蜂蜜の種類によって差があり、免疫活性作用を示す蜂蜜と示さない蜂蜜があることがわかります。先ほどの肺胞マクロファージと同様の結果でした。この結果から、マクロファージの種類による差は無いことがわかりました。

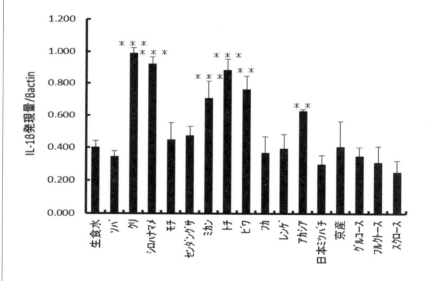

＊：P＜0.05　＊＊：P＜0.01　＊＊＊：P＜0.001

図 45. 日本国産蜂蜜のマクロファージ（Raw 細胞）の IL-1β mRNA 発現への影響

■3.7　日本国産蜂蜜の美味しさと
　　　IL-1β mRNA 発現の相関関係

　次に蜂蜜の美味しさと IL-1β mRNA（遺伝子）発現の活性の相関関係を調べました。美味しさは 10 段階で判定しました。学生 30 人に蜂蜜を食べてもらい、それぞれ 1 から 10 段階で評価してもらいました。10 が最も美味しい、

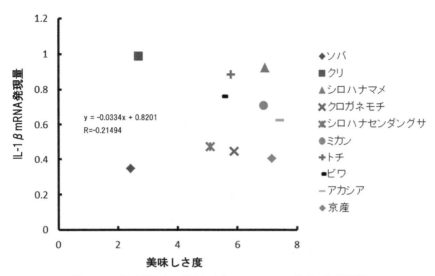

図 46. 日本国産蜂蜜の美味しさと IL-1β mRNA 発現の相関関係

1 が最も不味いことになります。各個人の味覚には差がありますが、図 46 に示すように多くの人が不味いと判断したのが、クリとソバで、美味しさ度が2 で低い値でした。美味しいと判断されたのはアカシア、ミカン、研究室の蜂蜜も美味しいと判断されました。白花豆、トチ、ミカンは IL-1β の活性が高く、不味いと判断されたクリも IL-1β の活性が高いです。美味しさと活性が相関する蜂蜜もありますが、相関係数を求めると、美味しさと IL-1β の活性に相関関係はほとんどないことになります。蜂蜜の美味しさと免疫の一つの指標としての IL-1β の間に、相関関係がないことがわかりました。

3.8　日本国産蜂蜜の好中球に対する走化活性

　次に各種日本国産蜂蜜の好中球の走化活性への影響を調べました。図 47 に示すように、数種類の蜂蜜に走化活性が認められました。また、先ほどのマクロファージの場合と同様に、各種蜂蜜により好中球の走化活性は異なることが認められました。これらの蜂蜜による差は、おそらく蜜源である花の種類の違いによる可能性が考えられます。蜂蜜の種類により、好中球の免疫作用に差があることがわかりました。

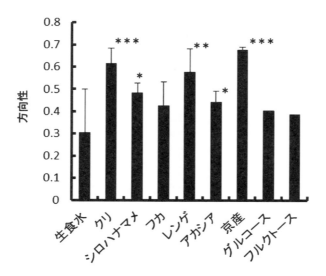

ハチミツ最終濃度：5mg/ml　＊：P<0.05,＊＊：P<0.01,＊＊＊：P<0.001

図 47.　日本国産蜂蜜の好中球に対する走化活性

3.9　日本国産蜂蜜の四季による抗体産生機能への影響

　季節の違いによる蜂蜜の抗体産生機能への影響を調べるため、日本国産の喜界島蜂蜜を用いました。喜界島では四季毎に蜂蜜が採れるので、喜界島蜂蜜を使用しました。図 48（p.55 参照）で示すように、喜界島蜂蜜の春と夏で活性が認められ、季節により蜂蜜の抗体産生作用に差があることがわかりました。

3.10　日本国産蜂蜜の有効成分（分画）による　　　　IL-1β mRNA 発現への影響

　日本国産蜂蜜の免疫作用が認められたクリ、ミカンについて有効成分を調べました。図 49（p.55 参照）に示すように、それぞれの Fr.1（フラクション1）と Fr.2 に最も免疫活性が認められました。この実験では前述のジャングルハニーで Fr.1 に活性がなかったことから Fr.1 を分取しませんでした。したがって、Fr.1 がジャングルハニーの Fr.2 になります。つまりジャングルハニー

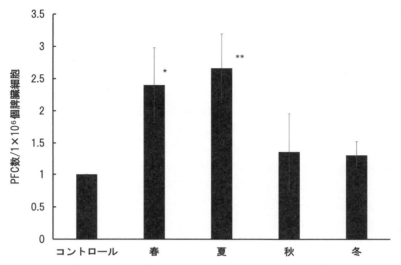

図 48.　日本国産蜂蜜の四季による抗体産生機能への影響

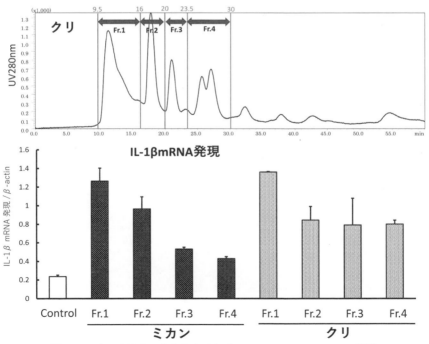

図 49.　日本国産蜂蜜の有効成分（分画）による IL-1β mRNA への影響

の Fr.2 が日本国産蜂蜜の Fr.1 と同じ分画になります。Fr.1 で活性が認められ、この Fr.1 はジャングルハニーで活性が認められた Fr.2 と同じ分画になりますので、日本国産蜂蜜でもジャングルハニーと同じ分画に有効成分があると考えられます。

■ 3.11 免疫刺激条件での日本国産蜂蜜の IL-1 β、TNF-α mRNA 発現に及ぼす影響

免疫刺激条件、つまり免疫過剰な状態で蜂蜜がどのように作用するかについて調べました。図 50 に示す通り、LPS（リポポリサッカライド）という免疫を刺激する物質を使用し、免疫過剰な状態を試験管内で作ります。そこに蜂蜜を添加すると、蜂蜜が LPS 刺激で増加した IL-1β の発現を抑制しました。日本国産蜂蜜は、免疫過剰な状態では、免疫に抑制的に働くことが示されました。

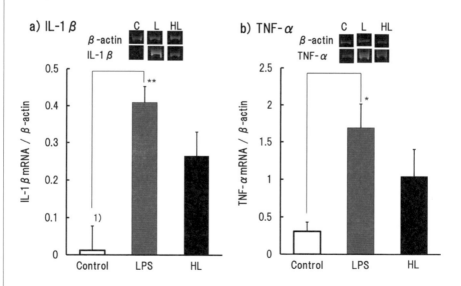

■：HL (Honey＋LPS)、1)：mean±S.E.、＊：p＜0.05、＊＊：p＜0.01、LPS：Lipopolysaccharide

図 50. 免疫刺激条件（LPS 刺激）での日本国産蜂蜜の
IL-1β、TNF-α mRNA 発現に及ぼす影響

■ 3.12　日本国産蜂蜜の LPS（リポポリサッカライド）で誘導された 肺炎症細胞数への影響

　研究室の大学院生で卒業生の川添彩香さん（旧姓）が確立してくれた肺炎モデルで、日本国産蜂蜜の作用を調べました。先ほどの LPS をマウスの気管支内に投与すると、肺胞マクロファージに作用し炎症性サイトカインを分泌し、炎症細胞が肺に誘導され肺炎症が引き起こされます（図52）。しかし、蜂蜜を前投与しておくと図51で示すように、肺への炎症細胞の数が減少し、肺炎症が抑制されます。

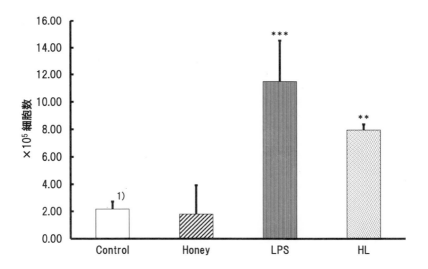

1) Mean±S.D. , HL:蜂蜜(Honey)+LPS, ＊＊＊:p<0.001 , Control vs LPS. ＊＊:p<0.01 , LPS vs HL.

図 51. 日本国産蜂蜜の LPS で誘導された肺炎症細胞数への影響

■3.13　肺炎症の発症機構と日本国産蜂蜜の抗炎症作用

　図 52 に肺炎症の発症機構と日本国産蜂蜜の抗炎症作用を示します。つまり図 50 で示したように、日本国産蜂蜜は IL-1β などのサイトカインの産生と活性酸素の産生を抑制し、図 51 で示した肺への免疫細胞の浸潤を抑制することで、抗炎症作用を示すことが考えられます。このように、免疫過剰な炎症状態では、蜂蜜は炎症を抑制する抗炎症作用を示すことがわかりました。同様な報告はマヌカハニーでも認められており、その有効成分としてクリシンという物質が報告されています。

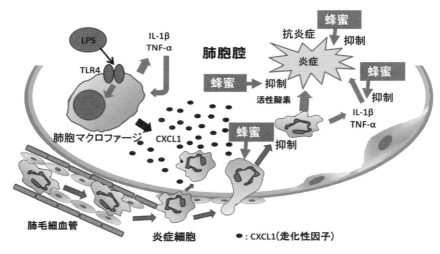

図 52.　肺炎症の発症機構と日本国産蜂蜜の抗炎症作用

4. まとめ

　図53に蜂蜜関連物質の免疫作用について、有効成分をまとめました。現在、蜂蜜関連物質の免疫活性の有効成分としては、マヌカハニーで分子量5800の物質が、IL-1β、TNF-αの活性を増強することが報告されています。ロイヤルゼリーの有効成分として分化誘導因子であるロイヤラクチンが、マクロファージを活性化することが報告されています。プロポリスに含まれる有効成分としてはカフェ酸があり、これは蜂蜜の中にも若干含まれており、T細胞を活性化することが報告されています。スクロース、グルコース、フルクトースには免疫活性化作用は認められませんでした。ジャングルハニーにはグルコン酸が多く含まれているので、グルコン酸を調べましたが、免疫活性はありませんでした。ジャングルハニーの有効成分は、前述した分子量約260の物質です。この成分は熱に安定で、図53に示すように糖以外の成分で脂質かアミノ酸などが結合したペプチドなどを考えています。また、日本国産蜂蜜にも同様の有効成分が含まれている可能性が考えられます。今後更なる蜂蜜の研究が進展することを期待して、筆を止めることにします。

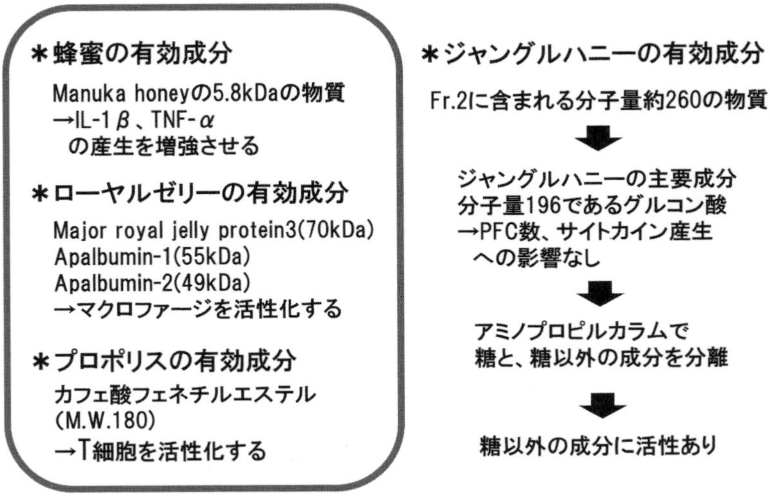

＊蜂蜜の有効成分
Manuka honeyの5.8kDaの物質
→IL-1β、TNF-α
　の産生を増強させる

＊ローヤルゼリーの有効成分
Major royal jelly protein3(70kDa)
Apalbumin-1(55kDa)
Apalbumin-2(49kDa)
→マクロファージを活性化する

＊プロポリスの有効成分
カフェ酸フェネチルエステル
(M.W.180)
→T細胞を活性化する

＊ジャングルハニーの有効成分
Fr.2に含まれる分子量約260の物質

ジャングルハニーの主要成分
分子量196であるグルコン酸
→PFC数、サイトカイン産生
　への影響なし

アミノプロピルカラムで
糖と、糖以外の成分を分離

糖以外の成分に活性あり

図53. 蜂蜜関連物質の免疫活性を示す有効成分

5. 参考文献

論文・著書

・竹内実. 魔法のハチミツ. マキノ出版 p14-17, ISBN978-4-8376-6644-8, 2020.
・瀬田真由子、中田帆浪、野崎勉、石原健夫、竹内実. 四季の喜界島蜂蜜による免疫作用について. アレルギーの臨床 40(14):63–67, 2020
・Kengo KOBAYASHI, Yuriko HIRONO, Honami NAKATA, Mayuko MIYAGAWA, Kent. E. PINKERTON and Minoru TAKEUCHI. Cigarette smoke exposure inhibit antibody production via inhibition of alveolar macrophage. Journal of Translational Science, 7:1–7, 2020.
・金森千香、野瀬雅仁、竹内実. 喫煙とスギ花粉の肺胞マクロファージへの影響とアレルギー発症. アレルギーの臨床 40(9):54–58, 2020.
・竹内実. 蜂蜜によるモルモットの好中球機能への影響. アレルギーの臨床 40(5):75–78, 2020.
・竹内実. 喫煙を科学する. 北隆館 p1–103, ISBN978-4-8326-1007-1 C3047, 2019.
・Chika Kanamori, Minoru Takeuchi. Smoking, Cryptomeria Japonica Pollen and Immunity. Precision Medicine, 2(3):287–290, 2019.
・竹内実. 日本国産蜂蜜による好中球の走化活性. アグリバイオ 2(13):96–99, 2018.
・金森千香、竹内実. タバコ喫煙とスギ花粉アレルゲンの関係. アレルギーの臨床 38(10):72–75, 2018.
・金森千香、竹内実. 肺胞マクロファージとT細胞のスギ花粉への免疫応答に対する喫煙の影響. アレルギーの臨床 38(8):68–71, 2018.
・金森千香、竹内実. スギ花粉による肺胞マクロファージ、T細胞の免疫応答と喫煙の影響. アレルギーの臨床 38(6):83–86, 2018.
・竹内実. タバコ煙とスギ花粉アレルゲンの関係. アレルギーの臨床 38(4):84–87, 2018.
・竹内実. 蜂蜜の秘密を探る. 化学と工業 70(12):1080–1082, 2017.
・竹内実. タバコ煙とスギ花粉アレルゲン吸入による肺免疫応答. アレルギーの臨床 37(12):70–73, 2017.
・湯浅愛里、田中美子、宇野真由奈、金森千香、竹内実. 日本国産ハチミツの免疫細胞とLipopolysaccharide（LPS）誘導性肺炎症に及ぼす影響. 京都産業大学先端科学技術研究所所報 第16号:1–12, 2017.
・吉田芽生、林香里、渡谷理沙、古藤惇、佐々木大樹、竹内実、松本耕三. 国産ローヤルゼリーの肥満性糖尿病マウス（KK-Ay）における肥満抑制効果並びに高血糖降下作用機構に関する研究. 京都産業大学先端科学技術研究所所報 第16

号:51–71, 2017.

・竹内実．喫煙のスギ花粉吸入に及ぼす影響．アレルギーの臨床　37(4):69–72, 2017.

・竹内実．喫煙とスギ花粉アレルゲンの吸入．アレルギーの臨床　37(2):64–67, 2017.

・Yi-Hsin Shen, Alexa K. P. Pham, Minoru Takeuchi, Kent E. Pinkerton. Sex and strain-based inflammatory response to repeated tobacco smoke exposure in Spontaneously Hypertensive and Wistar Kyoto rats. Inhalation Toxicology, 28:677–685, 2016.

・M Takeuchi, M Takasaki, N Miwa, Y Tanaka, K.E. Pinkerton. Immunotoxic Effect of Cigarette Smoke as Environmental Factor on Immune Functions and DNA damage in Alveolar Macrophages. Toxicology Letters, 259:150, 2016.

・木村沙也加、宇野真由奈、田中美子、竹内実．蜂蜜による好中球の抗腫瘍作用と貪食機能への影響．京都産業大学先端科学技術研究所所報　第 15 号:1–11, 2016.

・竹内実．スギ花粉アレルゲン吸入による免疫応答に対する喫煙の影響．アレルギーの臨床　36(10):70–73, 2016.

・野瀬雅仁、竹内実．スギ花粉の肺胞マクロファージと好中球への影響と喫煙．アレルギーの臨床　36(3):43–47, 2016.

・野瀬雅仁、竹内実．喫煙のアレルゲン吸入による肺胞マクロファージへの影響とアレルギー．アレルギーの臨床　35(12):49–53, 2015.

・Xueting Lia, Min Xue, Otto G. Raabe, Holly L. Aaron, Ellen A. Eisen, James E. Evans, Fred A. Hayes, Sumire Inaga, Abderrahmane Tagmout, Minoru Takeuchi, Chris Vulpe, Jeffrey I. Zink, Subhash H. Risbud, Kent E. Pinkerton. Aerosol droplet delivery of mesoporous silica nanoparticles: A strategy for respiratory-based therapeutics. Nanomedicine: Nanotechnology, Biology, and Medicine, 11:1377–1385, 2015.

・小池博嗣、山本理沙、富岡閲子、中野美穂、西川由美、林清音、松本真弓、駒由佳、中村嘉宏、脇本栄子、竹内実、藤野裕司．顕微授精法において精子濃度が胚発育成績に及ぼす影響―顕微授精法に関する検討―．日本受精着床学会雑誌 32(1):20–23, 2015.

・田中美子、髙崎摩依子、三輪奈緒子、高橋純一、竹内実．日本国産蜂蜜による好中球の走化活性に及ぼす影響．京都産業大学先端科学技術研究所所報　第 14 号:1–12, 2015.

・小池博嗣、山本理沙、富岡閲子、中野美穂、西川由美、林清音、松本真弓、駒由佳、中村嘉宏、脇本栄子、竹内実、藤野裕司．体外受精胚移植におけるアネキシン磁気細胞分離システムを用いた精子選別法の成績．日本受精着床学会雑誌 31(2):200–203, 2014.

- Masaaki Sakura, Yoichi Chiba, Emi Kamiya, Ayako Furukawa, Noriko Kawamura, Masanao Niwa, Minoru Takeuchi, Yasushi Enokido, Masanori Hosokawa. Differences in the Histopathology and Cytokine Expression Pattern between Chronological Aging and Photoaging of Hairless Mice Skin. Modern Research in Inflammation, 3: 82–89, 2014.
- 川添彩香、竹内実. Lipopolysaccharide (LPS) による肺炎症の誘導機構と喫煙の影響京都産業大学論集. 自然科学系列 第 43 号:39–73, 2014.
- 田中美子、髙崎摩依子、瀧谷崇大、高橋純一、廣野由里子、竹内実. 日本国産蜂蜜によるマクロファージと好中球の免疫機能に及ぼす影響. 京都産業大学先端科学技術研究所所報 第 13 号:1–16, 2014.
- 高橋純一、竹内実、松本耕三、野村哲郎. 日本で飼養されているセイヨウミツバチの系統. 京都産業大学先端科学技術研究所所報 第 13 号:25–37, 2014.
- 棚橋靖行、川原瑞穂、遠藤英輔、竹内実. 喫煙によるマウス気管支平滑筋の収縮および弛緩活性への影響. 京都産業大学総合学術研究所所報 第 9 号:227–234, 2014.
- Yuriko Hirono, Yasuyuki Tanahashi, Kazuma Sasaki, Kenjiro Konno, Yuki Shirai, Kengo Kobayashi, Azusa Someya, Sumire Inaga, Masaaki Sakura, Kent E. Pinkerton and Minoru Takeuchi. Alveolar macrophages functions and DNA damage in cigarette smoke-exposed mice. Journal of Advances in Bioscience and Biotechnology, 4:1–7, 2013.
- Hirono Y, Kawazoe A, Nose M, Sakura M, Takeuchi M. Cigarette smoke induce alteration of structure and function in alveolar macrophages. International Journal of Bioscience, Biochemistry and Bioinformatics, 3:125–128, 2013
- 岡田大地、廣野由里子、田中美子、佐々木一馬、棚橋靖行、高橋純一、佐倉正明、竹内実. 日本国産ハチミツによる肺胞マクロファージの免疫機能に及ぼす影響. 京都産業大学先端科学技術研究所所報 第 12 号:33–34, 2013.
- 棚橋靖行、竹内実. マウス気管平滑筋標本における張力測定法の開発. 京都産業大学総合学術研究所所報 第 8 号:131–136, 2013.
- 高橋純一、竹内実、松本耕三、野村哲郎. ミツバチおよびマルハナバチにおける微胞子虫の浸潤状況. 京都産業大学先端科学技術研究所所報 第 12 号:59–68, 2013.
- 重吉瑛里、竹内実. ジャングルハニーによる抗体産生機能への影響とその機構について 京都産業大学論集. 自然科学系列 第 42 号:21–52, 2013.
- Sakura Masaaki, Chiba Yoichi, Kamiya Emi, Furukawa Ayako, Kawamura Noriko, Niwa Masanao, Takeuchi Minoru, Hosokawa Masanori. Spontaneous occurrence of photoaging-like phenotypes in the dorsal skin of old SAMP1 mice, an oxidative stress

model. Experimental Dermatology. 22:62–64, 2013.

· Mayuko Miyagawa, Yuriko Hirono, Ayaka Kawazoe, Eri Shigeyoshi, Masahito Nose, Masaaki Sakura, K.E. Pinkerton and Minoru Takeuchi. Effect of Hot Water Extract from Agaricus Blazei Murill on Chemotaxis of Neutrophils. Journal of Cosmetics, Dermatological Sciences and Applications, 3:12–17, 2013.

· Fukuda M, Kobayashi K, Hirono Y, Miyagawa M, Ishida T, Ejiogu EC, Sawai M, Pinkerton KE, Takeuchi M. Jungle Honey Enhances Immune Function and Antitumor Activity. Evid Based Complement Alternat Med. 2011:1–7, 2011.

· Miyahara, Emiko; Nishie, Makiko; Takumi, Shota; Miyanohara, Hiroaki; Nishi, Junichiro;Masahisa; Takeuchi, Toru.Yoshiie, Kiyotaka; Oda, Hiroshi; Takeuchi, Minoru; Komatsu, Masaharu; Aoyama, Kohji; Horiuchi, Environmental mutagens may be implicated in emergence of drug-resistant microbes. FEMS Microbiology Letters, 317:109–116, 2011.

· Koichiro Yoshimoto, Tsunao Kishida, Hiroshi Nakano, Masahiro Matsui[2], Masaharu Shin-Ya, Taketoshi Shimada, Shigeru Nakai, Jiro Imanishi, Minoru Takeuchi, Yasuo Hisa and Osam Mazda. Interleukin-28B acts synergistically with cisplatin to suppress the growth of head and neck squamous cell carcinoma. Journal of Immunothrapy. 34:139–148, 2011.

· 石田喬裕、竹内実. 喫煙による肺胞マクロファージを介した抗原特異的および非特異的なリンパ球増殖反応に及ぼす影響. 京都産業大学論集 自然科学系列 第40号:71–108, 2011.

· Mayuko Miyagawa, Miki Fukuda, Yuriko Hirono, Ayaka Kawazoe, Eri Shigeyoshi, Masaaki Sakura, Toru Takeuchi, Osamu Mazda, Kent E. Pinkerton and Minoru Takeuchi, Effect of Jungle honey on chemotactic activity of neutrophils. Journal of ApiProduct and ApiMedical Science. 2:149–154, 2010.

· 廣野由里子、竹内実. タバコ主流煙による肺胞マクロファージのＤＮＡ損傷の誘導とアポトーシスの制御. 京都産業大学論集 自然科学系列 第39号:63–93, 2010.

· Ishida T, Hirono Y, Yoshikawa K, Hutei Y, Miyagawa M, Sakaguchi I, Pinkerton KE, Takeuchi M. Inhibition of immunological function mediated DNA damage of alveolar macrophages caused by cigarette smoke in mice. Inhal Toxicol. Dec;21(14):1229–35, 2009.

· Izumo K, Horiuchi M, Komatsu M, Aoyama K, Bandow K, Matsuguchi T, Takeuchi M, Takeuchi T. Dehydroepiandrosterone increased oxidative stress in a human cell line during differentiation. Free Radic Res. Oct;43(10):922–31, 2009.

· Ishida T, Pinkerton KE, Takeuchi M. Alveolar macrophage from cigarette smoke-

- exposed mice inhibits B lymphocyte proliferation stimulated with LPS. Respiration. 77(1):91–5. 2009.
- 福田美樹、宮川真由子、竹内実. ジャングルハニーによる免疫機能への影響と抗腫瘍作用. 京都産業大学論集 自然科学系列 第38号:95–118, 2009.
- Bei Yu, Urmila P. Kodavanti, Minoru Takeuchi Hanspeter Witschi and Kent E. Pinkerton. Acute tobacco smoke-induced airways inflammation in spontaneously hypertensive rats. Inhalation Toxicology, 20:623–633, 2008.
- 竹内実. 喫煙による抗体産生抑制. 臨床免疫・アレルギー科 48:673–681, 2007.
- Nagai S, Handa T, Ito Y, Takeuchi M, Izumi T, Bronchoalveolar lavage in idiopathic interstitial lung diseases. Semin. Respir. Crit. Care Med.: 28(5):496–503, 2007.
- Matsugo S, Sasai M, Shinmori H, Yasui F, Takeuchi M and Takeuchi T. Generation of a novel fluorescent product, monochlorofluorescein from dichlorofluorescin by photo-irradiationdagger. Free Radic Res., 40:959–965, 2006
- Asada H, Kishida T, Hirai H, Shin-Ya M,Imanishi J, Takeuchi M and Mazda O. Combination vaccine of dendritic cells (DCs) and T cells effectively suppressed preestablished malignant melanoma in mice. Cancer Lett., 240:83–93, 2006.
- Hiroshi Nakano, Tsunao Kishida, Hidetsugu Asada, Masaharu Shin-Ya, Takashi Shinomiya, Jiro Imanishi, Taketoshi Shimada, Shigeru Nakai, Minoru Takeuchi, Yasuo Hisa and Osam Mazda. Interleukin-21 Triggers both Cellular and Humoral Immune Responses Leading to Therapeutic Antitumor Effects against Head and Neck Squamous Cell Carcinoma. Journal of Gene Medicine. 8:90–99, 2006.
- 竹内実、浅田秀基、長井苑子. 喫煙と肺胞マクロファージの抗原提示能. 臨床免疫 44:546–550, 2005.
- Rollin P. Tabuena, Sonoko Nagai, Takeo Tsutsumi, Tomohiro Handa, Takeuchi Minoru, Takeshi Mikuniya, Michio Shigematsu, Kunio Hamada, Takateru Izumi, Michiaki Mishima Cell Profiles of Bronchoalveolar Lavage Fluid as Prognosticators of Idiopathic Pulmonary Fibrosis/Usual Interstitial Pneumonia among Japanese Patients. Respiration, 72:490–498, 2005.
- Handa T, Nagai S, Shigematsu M, Tabuena RP, Takeuchi M, Mikuniya T, Hamada K, Izumi T, Mishima M. Patient characteristics and clinical features of Japanese sarcoidosis patients with low bronchoalveolar lavage CD4/CD8 ratios. Sarcoidosis Vasc Diffuse Lung Dis. 22(2):154–60, 2005.
- Mikuniya T, Nagai S, Takeuchi M, Izumi T. Differential effects of fosfomycin and corticosteroid on the molar ratio of interleukin-1 receptor antagonist/interleukin-1beta in the culture supernatants of mononuclear phagocytes from patients with sarcoidosis. J Infect Chemother. 10(5):293–8, 2004.

· M. Shinya, O. Mazda, C. Tsuchihara, H. Hirai, J. Imanishi and M. Takeuchi. Interleukin-2 abolishes myeloid cell accumulation induced by Lewis lung carcinoma. J. Interferon & Cytokine Research 23:631–638, 2003.

· A. Nakajima, M. Koga, T. Takeuchi, O. Mazuda, T. Ishida and M. Takeuchi. Effect of hot water extract from agaricus blazeil murille on antibody production in mice. International Immunopharmacology, 2:1205–1211, 2002.

· Xu, B., Aoyama, K., Takeuchi, M., Matsushita, T. and Takeuchi, T. Expression of cytokine mRNA in mice cutaneously exposed to folmaldehyde. Immunology Letters, 84:49–55, 2002.

· H. Asada, T. Kishida, H. Hirai, E. Satoh, S. Ohashi, M. Takeuchi, T. Kubo, M. Kita, Y. Iwakura, J. Imanishi and O. Mazuda. Significant antitumor effect obtained by autologous tumor cell vaccine engineered to secrete interleukin (IL)-12 and IL-18 by means of the EBV/Lipoplex. Molecular Therapy 5:609–616, 2002.

· 竹内実. 喫煙と免疫機能. 臨床免疫 36:843–850, 2001.

· M. Takeuchi, S. Nagai, A. Nakajima, M. Shinya, C. Tsukano, H. Asada, K. Yoshikawa, M. Yoshimura and T. Izumi. Inhibition of lung natural killer (NK) cell activity by smoking: The role of alveolar macrophages. Respiration 68:262–267, 2001.

· M. Takeuchi, A. Nakajima, K. Yoshikawa, M. Shinya, H. Asada, M. Yoshimura, C. Tsukano, S. Nagai and T. Izumi. Effect of smoking on immunological functions of alveolar macrophages in mice. In : Tobacco Counters Health (A.K.Varma ed), Macmilan Ltd., pp.168–171, 2000.

· T. Mikuniya, S. Nagai, M. Takeuchi, T. Mio, Y. Hosono, H. Miki, M. Shigematsu, K. Hamada and T. Izumi Significance of the interleukin-1 receptor antagonist / interleukin-1β ratio as a prognostic factor in pulmonary sarcoidosis. Respiration 67:389–396, 2000.

· M. Takeuchi, S. Nagai and T. Izumi. Inhibition of natural killer cell activity by alveolar macrophages in smokers. In : Tobacco : The Growing Epidemic. (Rushan Lu, Judith Mackay, Shiru Niu and Richard Peto eds.). Springer. pp.135–136, 2000.

· 竹内実、新屋政春. IL-2 と癌の遺伝子治療. サイトカインと疾患. 医歯薬出版 pp.158–161, 2000.

· M. Takeuchi. Suppressive effect of smoking on natural killer (NK) cell activity and it's suppressive mechanism by alveolar macrophages (AM) in smokers. The bullentin of the research institute for modern physical education Kyoto Snagyo University 8:49–56, 1999.

· S. Nagai, M. Takeuchi, K. Morita, T. Mikuniya, N. Satake, T. Mio and T. Izumi Angiotensin Ⅱ receptor on BALF macrophages from japanese patients with active sarcoidosis. Sarcoidosis Vasuculites and Diffuse Lung Diseases, 16:67–74, 1999.

・ M. Takeuchi, S. Nagai, T. Tsutsumi, T. Mio and T. Izumi. The number of interleukin-1 (IL-1) receptor on lung fibroblasts in patients with idiopathic pulmonary fibrosis. Respiration, 6:236–241, 1999.

・ 竹内実、泉孝英．ペットアレルギー．呼吸 16:1421–1425, 1997.

・ T. Mikuniya, S. Nagai, T. Shimoji, M. Takeuchi, K. morita, T. Mio, N. Satake and T. Izumi. Quantitative evaluation of the IL-1β and IL-1 receptor antagonist obtained from BALF macrophages in patients with interstitial lung diseases. Sarcoidosis Vasuculites and Diffuse Lung Diseases, 14:39–45, 1997.

・ M. Takeuchi and H. Shibata. Effect of soft x-ray irradiation on NK cell activity and the percentage of asialo GM1-positive cells in spleen cells of mice. J. Vet. Med. Sci., 59:413–414, 1997.

・ M. Takeuchi and H. Shibata. Suppression of the activity and the percentage of NK cells in mouse spleen cells by oft x-ray whole body irradiation. Clinical Report 30:349–355, 1996.

・ 竹内実．軟 X 線照射のマウス免疫機能に及ぼす影響に関する研究．京都産業大学論文集　自然科学系列Ⅱ 26:77–135, 1995.

・ 長井苑子、竹内実．インターロイキン -1　KEY WOR　呼吸器系．先端医学社 pp.20–21, 1994.

・ S. Nagai, N. Satake, T. Shimoji, T. Tsutsumi, T. Mio, S. Tanaka, M. Takeuchi and T. Izumi. Bronchoalveolar lavage (BAL) findings in patients with idiopathic pulmonary fibrosis (IPF). In: Basic and clinical aspects of pulmonary fibrosis (T. Takishima ed.), CRC press. pp.325–339, 1994.

・ 下地勉、長井苑子、竹内実、斎藤厚、泉孝英．サルコイドーシス、肺繊維症における IL-1β、IL-1 レセプターアンタゴニストの遺伝子発現．日本胸部疾患学会雑誌 31:1409–1415, 1993.

・ 兼島洋、長井苑子、竹内実、斎藤厚、泉孝英．肺サルコイドーシス症例における BALF マクロファージ由来 IL-1β、TNF-α の mRNA の検討．日本胸部疾患学会雑誌 31:1068–1074, 1993.

・ N. Satake, S. Nagai, A. Kwatani, H. Kaneshima, S. Tanaka, M. Takeuchi and T. Izumi Density of phenotypic markers on BAL T-lymphocytes in hypersensitivity pneumonitis, pulmonary sarcoidosis and bronchiolitis obliterans with organizing pneumonia. Eur. Respir. J., 6:477–482, 1993.

・ 竹内実、Htin Aung、長井苑子．ヒト肺胞マクロファージ由来の IL-1 抑制因子の作用機序とその特異性について．日本胸部疾患学会雑誌 30:1409–1416. 1992.

・ 竹内実、中田博、長井苑子．BALF マクロファージにおけるアンギオテンシンⅡレセプターの発現に関する検討．日本胸部疾患学会雑誌 30:213–218, 1992.
・ M. Takeuchi, H. Shibata and T. Nasu. Effect of soft x-ray irradiation on immunological functions in mice. J. Vet. Med. Sci., 54:653–658, 1992.
・ M. Takeuchi, S. Nagai, H. Nakada, H. Aung, N. Satake and T. Izumi. Characterization of IL-1 inhibitory factor released from human alveolar macrophages as IL-1 receptor antagonist. Clin. Exp. Immunol. 88:181–187, 1992.
・ 長井苑子、竹内実、楠目馨、泉孝英．特発性肺繊維症の病態とウイルス感染．呼吸 11:234–237, 1992.
・ 長井苑子、佐竹範夫、三尾直士、竹内実、楠目馨、西村浩一、泉孝英．炎症性肺疾患と好中球の役割．呼吸 11:150–155, 1992.
・ 竹内実．ヒト肺胞マクロファージ由来の IL-1 抑制因子の作用機序とその作用特異性について．MINOPHAGEN MEDICAL REVIEW. 31:1–10, 1992.
・ 長井苑子、竹内実、泉孝英．呼吸器疾患とサイトカイン．臨床医 17:2070–2073, 1991.
・ S. Nagai, H. Aung, M. Takeuchi, K. Kusume and T. Izumi. IL-1 and IL-1 inhibitory activity in the culture supernatants of alveolar macrophages from patients with interstitial lung diseases. CHEST. 99:674–680, 1991.
・ 三尾直士、長井苑子、竹内実、北市正則、楠目馨、川谷暁夫、泉孝英．特発性肺繊維症症例における末梢血顆粒球のオキシダント産生亢進に関する検討．日本胸部疾患学会雑誌 28:1195–1201, 1990.
・ M. Emura, S. Nagai, M. Takeuchi, M. Kitaichi and T. Izumi In vitro production of B cell growth factor and B cell differentiation factor by peripheral blood mononuclear cells and bronchoalveolar lavage T lymphocytes from patients with idiopatic pulmonary fibrosis. Clin. Exp. Immunol., 82:133–139, 1990.
・ 門政男、竹内実、杉本幾久雄、安場広高、大島駿作．原発性肺癌患者における化学療法後の白血球減少に対する Z-100 の効果と作用機序について．診断と新薬 27:203–212, 1990.
・ 長井苑子、竹内実、泉孝英．ヒト BALF マクロファージの IL-1 産生遊離とその制御．日本臨床免疫学会雑誌 12:531–536, 1989.
・ S. Nagai, M. Takeuchi and T. Izumi The role of BALF macrophages on the pathogenesis of the epitheliod cell granuloma formation in pulmonary sarcoidosis. In: Basic mechanisms of granulamatous inflammation (T. Yoshida and M. Torisu ed.), Elsevier Science Publishers, pp.265–281, 1989.
・ 長井苑子、竹内実、泉孝英．喫煙の肺における炎症反応、免疫反応に及ぼす影響．最新医学 44:1388–1393, 1989.

- 泉孝英、長井苑子、西村浩一、北市正則、竹内実、江村正仁、三尾直士、渡辺和彦、大島駿作. BOOP 症例における BALF 細胞所見. 日本胸部疾患学会雑誌 27:474–480, 1989.
- M. Takeuchi, S. Nagai and T. Izumi. The mechanism of inhibition of alveolar macrophages on autologous blood natural killer cell activity. CHEST, 95:383–387, 1989.
- S. Nagai, M. Takeuchi, K. Watanabe H. Aung and T. Izumi. Smoking and interleukin-1 activity released from human alveolar macrophages in healthy subjects. CHEST, 94:694–700, 1988.
- M. Takeuchi, S. Nagai and T. Izumi. Effect of smoking on natural killer cell activity in the lung. CHEST, 94:688–693, 1988.
- 泉孝英、長井苑子、竹内実、清水義治. 喫煙と肺. 日本臨床免疫学会雑誌 11:315–321, 1988.
- 竹内実、泉孝英、長井苑子、江村正仁、三尾直士、渡辺和彦、大島駿作. 喫煙の肺の NK 細胞活性に及ぼす影響に関する研究. 日本胸部疾患学会雑誌 26:267–274, 1988.
- S. Nagai, T. Izumi, M. Takeuchi, K. Watanabe and S. Oshima. The effect of angiotensin Ⅱ (AⅡ) on the accessory function of BALF macrophages. In: Sarcoidosis (C. Grassi ed.), Excerpta Medica, pp.129–134, 1988.
- 竹内実、泉孝英、松井祐佐公、長井苑子、佐々木義行、茆原順一、大島駿作. 肺癌症例における末梢血単核細胞画分の NK 細胞マーカー（Leu7、Leu11）に関する検討. 肺癌 27:163–171, 1987.
- 竹内実. びまん性汎細気管支炎症例における末梢血 Natural Killer 細胞活性に関する検討. 日本胸部疾患学会雑誌 24:959–969, 1986.
- 泉孝英、長井苑子、竹内実、渡辺和彦、北市正則. 気管支肺胞洗浄. Medicine 23:1166–1171, 1986.
- 泉孝英、長井苑子、竹内実、北市政則、藤村直樹、平田健雄、田村久、沢野哲重、三尾直士. 間質性肺疾患における BALF 細胞サブセット測定の臨床的意義. 診断と治療 73:26–30, 1985.
- 泉孝英、長井苑子、竹内実. リンパ球サブセットの分画法. 呼吸 14:803–807, 1985.
- 泉孝英、藤村直樹、北市政則、茆原順一、長井苑子、西村浩一、竹内実. 慢性ベリリウム肺. 肺と心 32:203–211, 1985.
- M. Takeuchi, I. Suzuki, H. Shibata and A. Sato. Inhibitory effect of soft x-ray irradiation on growth of syngeneic tumor in mice. J. Vet. Med. Sci., 46:733–736, 1984.

- 松村敦子、外山誠司、竹内実、栄幸一郎、鈴木伊豆美. Microfibrillar collagen hemostat (MCH) の生体内変化に関する実験的研究. 薬理と治療 12:981–990, 1984.
- 竹内実、木本実、鈴木伊豆美、野本亀久雄. 腫瘍抗原特異的キラー T 細胞誘導の BCG による増強効果. 癌と化学療法 10:1980–1986, 1993.
- M. Takeuchi, H. Sakurai, M. Kimoto, Y. Tashiro, I. Suzuki and H. Shibata Effect of soft x-ray irradiation on antibody production in mice. J. Vet. Med. Sci., 44:827–830, 1982.
- 竹内実. Propionibacterium acnes の immunomodulation 作用に関する基礎的研究. アレルギー 31: 381–389, 1982.
- 竹内実、木本実、田代康夫、鈴木伊豆美、櫛田秀雄、時田尚志、田中昇. 人癌治療を目的とした免疫化学療法の実験病理学的研究. 癌の臨床 27:1227–1236, 1981.
- M. Takeuchi, H. Sakurai, I. Suzuki, H. Kushida and H. Shibata. Effect of soft x-ray irradiation on the number of total leukocytes, neutrophils and lymphocytes of mice. J. Vet. Med. Sci., 43:449–452. 1981.
- 井上敬志、内藤一郎、竹内実、原行雄、柴内大典. 犬のアルカリホスファターゼに関する臨床生化学的研究. 獣医畜産新報 694:266–272, 1979.
- 竹内実、原行雄、柴内大典. 犬の γ-GTP に関する臨床生化学的研究 III. 病態における活性値並びにアイソエンザイムの変化について. 獣医畜産新報 682:267–272 , 1978.
- 竹内実、原行雄、柴内大典. 犬の γ-GTP に関する臨床生化学的研究 II. アイソエンザイムの正常パターンについて. 獣医畜産新報 681:217–219, 1978.
- 竹内実、原行雄、柴内大典. 犬の γ-GTP に関する臨床生化学的研究 I. 正常活性値について. 獣医畜産新報 678:23–26, 1978.

学会発表
- 中田帆浪、瀬田真由子、稲賀すみれ、竹内実. 喫煙中止後における肺胞マクロファージの免疫機能の回復について. 第 41 回日本臨床薬理学会学術総会, 2020 年 12 月 3 日〜5 日, 福岡
- 瀬田真由子、中田帆浪、野崎勉、石原健夫、竹内実. 喜界島蜂蜜の免疫機能への影響. 第 41 回日本臨床薬理学会学術総会, 2020 年 12 月 3 日〜5 日, 福岡
- Minoru Takeuchi, Honami Nakata and Kent E Pinkerton. Effect of Honey and Cigarette Smoke on Lung Inflammation by Lipopolysaccharide (LPS). FOCIS 2020, Jun,23–26, San Francisco, 2020.

- Honami Nakata, Saki Hamada, Yuki Hirano, Kent E Pinkerton, Minoru Takeuchi. Effect of cigarette smoking on M1/M2 type Alveolar Macrophage (AM) and the restoration of AM by smoking cessation. ATS 2020, May, 2020.
- Minoru Takeuchi, Honami Nakata and Kent E Pinkerton. Effect of Cigarette Smoking and Honey on Lipopolysaccharide (LPS)-induced Lung Inflammation. 2020 SRNT 26th annual meeting, Mar.11–14, New Orleans, 2020.

その他　235 報

招待講演

- 竹内実　喫煙を科学する　京都府獣医師会創立 70 周年記念交流会　京都 2019 年 10 月 20 日
- 竹内実　平成 29 年度　喫煙を科学する　総合生命科学部シンポジウム　先端医科学研究　京都　2018 年 2 月 27 日
- 竹内実　ハチミツの免疫機能について　京都府獣医師会産業動物部会研修会 亀岡　2016 年 8 月 28 日
- 竹内実　ミツバチと蜂蜜と健康　京都中央診療所月例研修会　京都　2014 年 11 月 18 日
- 竹内実　蜂蜜のひみつ　動物感謝デー in KYOTO　京都　2014 年 11 月 9 日
- Minoru Takeuchi ニュージランドマオリ研修会 The study of honey in Japan 箱根湯本 2014 年 11 月 7 日
- 竹内実　ハチミツの話　京都産業大学初心者養蜂講座　箕面　2014 年 10 月 11 日
- 竹内実　ハチミツの効能　京都府立須知高校　京都　2014 年 5 月 29 日
- 竹内実　日本国産ハチミツの免疫機能への影響について　日本養蜂協会総会 東京　2014 年 2 月 27 日
- 竹内実　WOX の免疫賦活に関する効果　QOL サポート研修会　川崎　2013 年 11 月 28 日
- 竹内実　ハチミツと免疫　京都府獣医師会総合部会研究会　京都　2013 年 11 月 27 日
- 竹内実　ハチミツと免疫　京都府私立中高等学校理科研修会　京都　2013 年 11 月 16 日
- 竹内実　ハチミツと免疫　京都産業大学ミツバチ講座　箕面　2013 年 9 月 14 日
- 竹内実　ハチミツと免疫　京都産業大学教養講座　京都　2013 年 7 月 6 日
- 竹内実　ハチミツが免疫機能に及ぼす効果について　京都府養蜂組合総会 綾部　2013 年 2 月 12 日

- 竹内実　はちみつによる生体の免疫機能に及ぼす効果　岐阜県養蜂組合連合会設立 60 周年記念式典　岐阜　2013 年 2 月 1 日
- 竹内実　蜂蜜の効能　東海地区養蜂研究会総会　名古屋　2013 年 1 月 28 日
- 竹内実　タバコ煙による免疫機構と天然成分　みつばち研究会　三田　2012 年 12 月 22 日
- 竹内実　ハチミツの効能　日本養蜂はちみつ協会　東京　2011 年 12 月 19 日
- 竹内実　タバコ喫煙による免疫機構と天然成分　化学物質評価研究機構　久喜　2011 年 6 月 13 日
- Minoru Takeuchi Effect of Jungle honey on immune functions and anti-tumor activity, 2nd ICMUH, Kota Bharu, Jan. 14th, 2010
- 竹内実　喫煙による免疫機構と天然成分　京都産業大学 Day　高松　2009 年 9 月 27 日
- 竹内実　タバコ煙による生体防御システムの抑制機構と発癌　文部科学省学術フロンティア推進事業　第 5 回研究フォーラム　京都　2008 年 3 月 15 日
- 竹内実　タバコ煙による免疫抑制機構と天然成分　大学連携フォーラム　バイオメディカル研究報告会　京都　2007 年 11 月 16 日
- 竹内実　喫煙を科学する—喫煙と免疫と癌—　第 55 回京都産業大学市民講座　京都　2007 年 7 月 11 日
- 竹内実　喫煙を科学する—免疫系への影響—　京都府獣医師会京都支部研修会　京都　2006 年 12 月 9 日
- 竹内実　「喫煙を科学する」　第 4 回卒煙サポーター養成講座応用編　京都　2006 年 6 月 24 日
- 竹内実 タバコ煙による肺免疫機能への影響と肺癌発生機構の解明　京都産学公連携フォーラム　京都　2005 年 11 月 25 日
- 竹内実　喫煙と免疫細胞　マクロファージとナチュラルキラー細胞への影響 第 33 回京都産業大学市民講座　京都　1996 年 7 月 6 日
- 竹内実　喫煙と免疫細胞　現代体育研究所　セミナー　京都　1998 年 6 月 5 日
- 竹内実　ヒト肺胞マクロファージ由来 IL-1 抑制因子の作用機序とその作用特異性について第 33 回京都大学臨床免疫研究会　シンポジウム　「炎症とその制御」京都　1991 年 1 月 12 日

メデイア関係
〔新聞〕
- 竹内実　毎日新聞　2019 年 3 月 29 日に記事掲載
- 竹内実　京都新聞　2014 年 6 月 29 日に記事掲載

- 竹内実　静岡新聞　2014 年 6 月 25 日に記事掲載
- 竹内実　沖縄タイムス　2014 年 6 月 22 日に記事掲載
- 竹内実　毎日新聞　2010 年 11 月 30 日に記事掲載
- 竹内実　京都新聞　2010 年 9 月 21 日に記事掲載
- 竹内実　産経新聞　2010 年 5 月 31 日に記事掲載
- 竹内実　産経新聞　2010 年 5 月 29 日に記事掲載
- 竹内実　読売新聞　2008 年 12 月 23 日に記事掲載
- 竹内実　産経新聞　2008 年 12 月 3 日に記事掲載
- 竹内実　毎日新聞　2008 年 12 月 3 日に記事掲載
- 竹内実　京都新聞　2008 年 12 月 3 日に記事掲載
- 竹内実　読売新聞　2007 年 11 月 3 日に記事掲載
- 竹内実　読売新聞　2007 年 4 月 30 日に記事掲載
- 竹内実　読売新聞　2006 年 10 月 26 日に記事掲載
- 竹内実　朝日新聞　2006 年 7 月 15 日に記事掲載
- 竹内実　京都新聞　1996 年 8 月 22 日に記事掲載
- 竹内実　毎日新聞　1996 年 8 月 19 日に記事掲載
- 竹内実　読売新聞　1988 年 6 月 16 日に記事掲載
- 竹内実　読売新聞　1982 年 10 月 6 日に記事掲載

〔テレビ〕
- 竹内実　NHK「おはよう日本」　2019 年 3 月 8 日に出演
- 竹内実　NHK 名古屋　「まるっと」　2019 年 3 月 1 日に出演
- 竹内実　テレビ東京「主治医が見つかる診療所」2015 年 12 月 14 日に出演
- 竹内実　TBS「健康カプセル　ゲンキの時間」に出演　2015 年 7 月 12 日に出演
- 竹内実　読売テレビ「情報 net10」に出演　2015 年 5 月 15 日に出演
- 竹内実　NHK 名古屋　「ほっとイブニング」に出演　2015 年 3 月 3 日に出演
- 竹内実　NHK「あさいち」に出演　2014 年 4 月 8 日に出演
- 竹内実　NHK「ゆうどきネットワーク」に出演　2013 年 6 月 13 日に出演

〔ラジオ〕
- 竹内実　Dream Challenge　FM 京都 α ステーション　2020 年 3 月 27 日に出演
- 竹内実　Dream Challenge FM 京都 α ステーション　2020 年 3 月 20 日に出演
- 竹内実　ジャングルハニーハンドクリーム　KBS ニュース　2008 年 12 月 2 日に出演

その他

- ・ 竹内実　大塚製薬ダイレク　2019 年 7 月に記事掲載
- ・ 竹内実　壮快　2017 年 4 月 10 日に記事掲載
- ・ 竹内実　元気日和 2014 年 7 月 24 日に記事掲載
- ・ 竹内実　健康産業新聞　2009 年 10 月 28 日に記事掲載
- ・ 竹内実　大学ジャーナル　2009 年 6 月 25 日に記事掲載
- ・ 竹内実　京都産業大学新聞　2009 年 3 月 21 日に記事掲載
- ・ 竹内実　Medical Tribune　2007 年 2 月 8 日に記事掲載
- ・ 竹内実　関西私大ジャーナル　1997 年 2 月 5 日に記事掲載
- ・ 竹内実　Medical Tribune 1997 年 1 月 9 日に記事掲載
- ・ 竹内実　京都産業大学新聞　1996 年 5 月 28 日に記事掲載

特許

特許 J-GLOBAL ID：200903086582998881

外因子から生体を防御する組成物

出願人・特許権者：協和エンジニアリング株式会社、株式会社サンドリー

　発明者：竹内 実、中島 敦子

　公報種別：公開公報 出願番号：特願 2002-033256 出願日：2002 年 02 月 08 日
　　特開 2003-238438

索　引

あとがき

　私は 2021 年 3 月末に定年退職を迎えます。1993 年 4 月に京都大学から京都産業大学に赴任して 28 年目になります。この間、京都産業大学で教育と研究活動を行ってきました。京都産業大学は自然に囲まれた地、上賀茂神社の神が舞い降りた地、そして神が宿る地、神山にあります。その構内で採れた研究室の蜂蜜は神の恵み、自然の恵みです。蜂蜜は美味しいだけでなく、その秘密として特に免疫には良い作用がある健康食品と思います。構内には多くの坂があり、その坂が登れなくなったら定年と言われていますが、まだ私は登れているので体力的には大丈夫のようです。研究室の最初の卒業生は、もう 50 歳になります。驚きでしかありません。まさに光陰矢の如し、学成り難しです。あっという間の 28 年でした。昨年、「喫煙を科学する」を出版し、次に蜂蜜と免疫に関しての本を出版しようと考えていました。蜜蜂、蜂蜜の本は多く出版されていますが、蜂蜜と免疫に関する本はまだ出版されていません。退職までに間に合うようにとの思いで、何とか本書を出版する運びとなりました。本書の出版に際しては、竹内研究室卒業生である研究補助員の瀬田真由子（旧姓宮川）氏には原稿の段階から編集作業まで大変ご尽力頂き、また研究室最後の大学院生となった中田帆浪氏にもご協力頂きました。この場を借りて両氏に心より感謝申し上げます。さて、退職の年になった 2020 年は、新型コロナウイルス感染に始まり未だに収束することなくコロナ禍が続いています。大学では卒業式、入学式が中止となりました。東京オリンピックも延期となり、社会経済への影響も日増しに大きくなってきています。大学生は登校禁止措置により、春学期はキャンパスに来ることさえ出来ませんでした。授業は全てオンラインとなりました。大学院生も研究活動が制限されました。楽しいはずだったキャンパスライフが出来ず、大学生も新型コロナ被害を多く受けています。私も学会活動が制限され、また毎年訪れていた共同研究先であるカリフォルニア大学ディビス校（UCD）に行くことが出来ず、研究活動に支障が出ています。研究活動が制限され退職最後の年は、残念ながら不完全燃焼で終わりそうです。理系で実験科学の分野では、多くの研究活動に支障が出ていると思います。誰もが予想もしなかったことが起こりました。秋学期から新型コロナ対策が少しずつ解除されて、ようやく実験・

実習などの対面授業も始まりました。このような状況の中で、本書を出版することが出来たのは不幸中の幸いです。最初、本書のタイトルを「蜂蜜の秘密」にしていたのですが、新型コロナの3密を意識して、蜜蜂、蜂蜜、秘密の3みつを入れ「蜜蜂と蜂蜜の秘密を探る！」に変更して出版することにしました。最後になりましたが、本書はこれまで研究室で蜜蜂と蜂蜜の秘密を探り、3みつを科学してきた成果をまとめたわかりやすい書物になっています。手にとって読んで頂ければ幸いです。

2020年10月吉日

著者

謝　辞

　本書を出版するにあたり、蜂蜜と研究費のご支援を頂きました株式会社喜界島薬草園に深謝致します。蜂蜜と研究費のご支援を頂きました日本養蜂協会に深謝致します。アガリクス茸抽出液仙生露と研究寄付金のご支援を頂きました株式会社 S.S.I. に心より感謝申し上げます。アフリカ産蜂蜜をご提供頂きましたナイジェリア大学エジオグ教授に感謝致します。そして、本書の編集作業に大変ご協力を頂いた研究室卒業生で研究補助員の瀬田真由子氏（旧姓宮川）、大学院生の中田帆浪氏に心より感謝申し上げます。また、京都産業大学竹内研究室で蜜蜂のお世話と蜂蜜の実験にご協力頂いた、卒業生と現役生の皆様に心より感謝致します。最後に 1993 年から定年最後の年まで在籍した竹内研究室の卒業生と現役生の全氏名（順不同、旧姓表示）を、感謝を込めて記載させて頂きます。

　　木野裕之、組藤佳久、古妻邦一、竺沙邦彦、塚野千春、村田瑞穂、藤森晶、井藤由起美、中島敦子、南佳世子、吉村真、横山綾子、和田志津江、浅田秀基、矩久絵、佐倉正明、鈴木克彦、中村かおり、中島正也、廣安誠、池原修、梅田謙、佐々木美紀、新屋政春、堀口真司、吉川健一、北川学、高塚隆之、松矢明宏、松崎理恵、森麻佑子、鈴木貴美子、谷口昌弘、玉野高弘、疋田達彦、神山太郎、山本ひろ美、松本大輔、河合千秋、笠野善弘、平子尚志、西本由子、宮田朋樹、吉田圭吾、古賀美千子、西岡由美子、丸山浩司、石田喬裕、堀ノ内香菜子、佐々木洋一、蘆田和満、繁延達郎、玉置広寿、市原彩子、新川宗彦、東海林由隆、横山千裕、佐々木政直、竹林智弘、圓岡真宏、宮川真由子、松尾麻由華、北田愛、横内寿行、荒木佳奈子、早川裕子、布袋義巳、井口めぐみ、勝部匡尊、岡田裕貴、酒井純子、尾崎友歌、小林健悟、西本多美、小池浩嗣、田靡渚、福田美樹、廣野由里子、木下龍彦、大島権人、井上慎一、上田里美、植田潤子、田中美子、廣沢直之、岡田玲奈、岸田耕一、桜井友之、羽柿堅介、渡邊隆太郎、川添彩香、遊田奈美、重吉瑛里、久保貴子、永田智大、久保出匡人、左倉一規、白井佑季、野瀬雅仁、柴田大輔、岸本梨恵、佐々木一馬、廣田卓也、山田

早希子、岡田大地、高木愛、瀧口朱花、高崎摩依子、瀧谷崇大、山口宗志、宇野真由奈、佐藤綾、薗田愛美、三輪奈緒子、金森千香、木村沙也加、宮畑澄人、湯浅愛里、岡谷静佳、柏本理緒、久保美奈巳、小辻悠矢、年増鴻仁、川見彩夏、加畑美奈、長尾綾子、平野由貴、濱田沙希、越後幸恵、辻香織、中田帆浪、山形明日香、上河美穂、佐々木萌果、福井紗理奈、小畑雄飛、齋藤元樹、久野令、森下瑠璃子

以上計 139 名

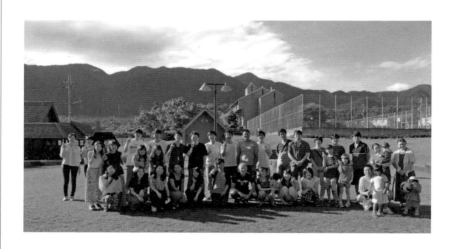

著者略歴

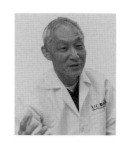

氏名： 竹内　実　　たけうち　みのる
現職： 京都産業大学生命科学部先端生命科学科　教授
学位： 獣医学博士（山口大学）、医学博士（京都大学）
学歴及び職歴：

1969 年	京都府立洛東高等学校卒業
1975 年	山口大学農学部獣医学科卒業、獣医師免許
1977 年	山口大学農学部大学院獣医学専攻修了後、農学修士（山口大学）、ゼリア新薬工業（株）主任研究員、京都大学胸部疾患研究所研修員を経て
1988 年	医学博士（京都大学）　取得
1988 年	京都大学胸部疾患研究所非常勤講師、
1989 年	セントルイス VA メデイカルセンター、ポスドク留学
1992 年	山口大学大学院連合獣医学研究科博士課程中途退学
1992 年	京都大学胸部疾患研究所助手
1993 年	京都産業大学工学部生物工学科助教授
1998 年	獣医学博士（山口大学）　取得
1999 年	京都産業大学工学部生物工学科教授
2003 年	カリフォルニア大学ディビス校（UCD）、在外研究員留学
2010 年	京都産業大学総合生命科学部動物生命医科学科教授
2019 年	京都産業大学生命科学部教授　現在に至る

その他： 京都府獣医師会理事、京都産業大学動物実験委員会委員長、京都産業大学生物工学科、動物生命医科学科学科主任、硬式庭球部部長、京都健康管理研究会倫理委員、Cur.Res.Med. 編集委員、Int.J.Vet.Sci.Res. 編集委員など

受賞： WATCH2000 学術賞、2ndICMUH 学術賞、京都府獣医師会功労賞、近畿地区連合獣医師会会長賞、日本獣医師会会長賞

専門： 生体免疫学、生体防御学、免疫学、免疫病理学、応用健康科学

連絡先： 〒 603-8555　京都市北区上賀茂本山（勤務先）

E-mail： mtakex@cc.kyoto-su.ac.jp

研究室ホームページ：　http://www.cc.kyoto-su.ac.jp/~mtakex/

蜜蜂と蜂蜜の秘密を探る！

—蜂蜜と免疫—

2021 年 1 月 25 日　初版発行

当社は,その理由の如何に係わらず,本書掲載の記事（図版・写真等を含む）について,当社の許諾なしにコピー機による複写,他の印刷物への転載等,複写・転載に係わる一切の行為,並びに翻訳,デジタルデータ化等を行うことを禁じます。無断でこれらの行為を行いますと損害賠償の対象となります。

また,本書のコピー,スキャン,デジタル化等の無断複製は著作権法上での例外を除き禁じられています。本書を代行業者等の第三者に依頼してスキャンやデジタル化することは,たとえ個人や家庭内での利用であっても一切認められておりません。

連絡先：北隆館 著作・出版権管理室
Tel. 03(5720)1162

JCOPY 〈(社)出版者著作権管理機構 委託出版物〉
本書の無断複写は著作権法上での例外を除き禁じられています。複写される場合は,そのつど事前に,(社)出版者著作権管理機構（電話：03-3513-6969,FAX:03-3513-6979,e-mail: info@jcopy.or.jp）の許諾を得てください。

著　者　竹　内　　　実
発行者　福　田　久　子
発行所　株式会社 北 隆 館

〒153-0051　東京都目黒区上目黒3-17-8
電話03(5720)1161　振替00140-3-750
http://www.hokuryukan-ns.co.jp/
e-mail : hk-ns2@hokuryukan-ns.co.jp

印刷・製本　倉敷印刷株式会社

© 2021 HOKURYUKAN
ISBN978-4-8326-1009-5 C3047